好妈妈书架

小儿推拿专家教
捏捏按按百病消

缘缘 【著】

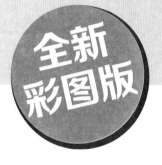

全新
彩图版

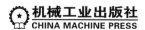

机械工业出版社

CHINA MACHINE PRESS

本书针对没有专业医学背景和相关知识储备的家长，从小儿推拿基本技巧、手法、准备事项和注意事项、宝宝常用穴位详解、宝宝常见问题的中医辨证到宝宝最常见的27种疾病的推拿手法，深入浅出地教给父母用自己的双手和全部的爱为宝宝缓解病痛。本书还配有宝宝穴位和按摩手法的彩图，让家长一看就懂，一学就会，真正把小儿推拿这种绿色疗法运用起来，让宝宝更加健康。

图书在版编目（CIP）数据

小儿推拿专家教 捏捏按按百病消：全新彩图版 /
缘缘著. — 北京：机械工业出版社，2015.6（2016.5 重印）
ISBN 978-7-111-49914-5

Ⅰ.①小… Ⅱ.①缘… Ⅲ.①小儿疾病 – 推拿 Ⅳ.①R244.1

中国版本图书馆CIP数据核字（2015）第072495号

机械工业出版社（北京市百万庄大街22号 邮政编码100037）
策划编辑：刘文蕾 陈 伟 责任编辑：刘文蕾 陈 伟
封面设计：吕凤英 韩思颖 责任校对：张贵爱
责任印制：李 洋
北京汇林印务有限公司印刷

2016年5月第1版·第12次印刷
169mm×239mm·12.5印张·191千字
标准书号：ISBN 978-7-111-49914-5
定价：45.00元

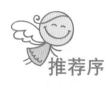

为了孩子的健康而学习

在财富女人学院的课堂上，我不止一次地强调学习对于女人的重要性。学习能影响一个母亲，也必将影响她的孩子。学习不仅可以使女人更自信，与时代接轨，伴趋势同行，还可以让我们内心丰盈、更有智慧，帮助我们轻松地处理好家庭关系和社会关系，从而成为真正幸福的女人。

孩子是家庭的纽带，孩子的健康更是会牵动每个妈妈的心。作为两个孩子的母亲，我也深有体会。有了孩子之后，学习已经不是兴趣，而变成了责任。妈妈们不但要学习如何读懂孩子，通过学习了解孩子的心理和亲子交流的方法，同时更应掌握一些能够缓解孩子病痛的科学疗法。在孩子不小心生病或身体不适的时候，好学又聪明的妈妈总是能够处乱不惊，懂得如何让自己的孩子远离病痛，帮助孩子建立属于自己的免疫力，为他一生的健康打下坚实的基础。

我在海外旅居多年，知道中国传统理疗的神奇功效海内外有口皆碑，作为母亲，我早就听说过小儿推拿是一种能够有效缓解孩子病痛的绿色疗法。之前财富女人学院也特别邀请过本书的作者缘缘老师来分享过这方面的知识，很多女性朋友非常喜欢，体会到了小儿推拿疗效的神奇，这让她们似乎看到了自己作为妈妈的神圣力量——居然用自己的双手和学到的知识让自己的宝贝远离针剂药物的伤害，体质更加洁净健康。

看过了缘缘老师的这本新书后，我不禁欣喜地再次赞叹小儿推拿的神奇，以及那么多妈妈的用心实践和满满的爱，是妈妈们用不断的学习和尝试，用自己的双手，守护着孩子的健康。我愿意为这样的妈妈们点赞，愿意推荐小儿推拿这种绿色的儿童疗愈方法，也希望更多的妈妈通过学习这本书，把健康作为最珍贵的礼物献给孩子！

最后，也希望作为幸福妈妈的你们，在照顾好爱人和孩子的同时，活出精彩绽放的自己！

香港国际财富女人学院　院长（中国上海总部）

韩艾桐

家长是孩子最好的健康守护者

很早就从我的学生口中听说过缘缘，很多人推崇她教的小儿推拿，简单实用，容易上手，而且孩子也喜欢。现在越来越多的年轻家长开始有意识地选择绿色疗法来帮助孩子恢复健康。对脏腑娇弱的孩子来说，小儿推拿应该是一种首选的绿色疗法，既能治病，又能促进亲子关系。

作为一名临床医生，我从医四十七年，写博客将近十年，发表过几千篇文章，博客点击率累计超过 2 亿，也出过几本还算畅销的书。我在临床也常用这些绿色疗法治疗很多常见病、多发病和疑难杂症，效果非常好。其实无论是孩子生病还是大人生病，这些绿色疗法都可以激活人们体内的元气，有时比吃药打针的效果还要好，对身体也没有伤害。

在我小的时候，新中国才刚刚成立，由于家里孩子多，医疗条件也有限，虽然兄弟姐妹几个都生过病，但我们几乎没有去过医院，都是妈妈用艾灸、推拿、揪痧这些简单的方法来帮我们治疗腹痛、发烧、头痛、咳嗽等各种常见病。妈妈用这些最原始的方法，使热邪通过我们的体表外排，而不是用服药的方式压在我们的体内。

如今人们的生活水平提高了，家里的孩子都很"精贵"，孩子一生病，就往医院送。但是在医院看病，验血、拍片、拿药、打点滴几乎是一个标准流程。过度医疗对孩子是一种伤害。比如打点滴在国外是不轻易给小孩做的，可是在我们国内打点滴却常被滥用。另外，很多生病的孩子在一个房间里面接受治疗，交叉感染也令人防不胜防。

缘缘教大家的小儿推拿方法很好。曾几何时，我们几乎已经遗忘了这么好的方法。用传统方法治疗疾病，是呼唤中医传统的回归，使我们重新认识到推拿带给我们的"实惠"。如果现在的爸爸妈妈们都学一点小儿推拿，学一些绿色疗法，那么当孩子生病的时候，我们就是孩子的医生，我们可以 24 小时陪伴着孩子，孩子的一举一动、每一个反应都会看在我们的眼中、记在我们的心中。有谁比爸爸妈妈更加心疼自己的孩子呢？对于经络表浅的小儿，简单的几个推拿手法，坚持使用，就可以帮助他们缓解不适，何乐而不为呢？

虽然退休多年了，但我还是喜欢推拿，因为推拿简单易学，更主要是效果好，同时对人体没有任何伤害。我女儿已经近四十岁了，外孙也有十几岁了，他们小的时候，我都使用推拿、艾灸、吮痧这些传统的绿色疗法来解决问题。女儿小时候生病，我会给她摩擦督脉和膀胱经，很快就能缓解发烧的症状。外孙小的时候，每次午睡我会习惯性地帮他捏捏小脚丫，可以帮他更快入睡。

家长们，我们遇到一个好医生很难，遇到一个可以教我们孩子健康护理方法的好老师更难。而缘缘老师可以倾其所有，用她自己的临床经验，总结出那么多简单实用的方法，教我们如何守护孩子的健康，陪伴他们成长。学会这些方法，我们就可以让孩子少去医院、少吃药，从小就为以后的人生奠定良好的身体基础。学会这些方法，将是我们一辈子的财富！

著名中医养生专家

单桂敏

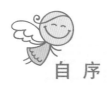

自 序

把推拿当作爱的礼物送给我们的孩子

我的第一本书《小儿推拿专家教，捏捏按按百病消》出版一年多来，已印刷了10次，发行了5万多册，并在当当网上被评为"五星图书"，目前仍在持续销售中。这在如今不算景气的图书市场上实属难得，甚至超出了出版社的预期。

这一年中，我收到了几千封邮件，有求助的，有感谢的。大家对这本书的喜欢和热爱让我由衷地喜悦，也有不少我的读者变成了我的学生。和大家互动时，很多学生都说我的书非常实用，一个个真实的案例能给她们鼓励，尤其在孩子生病时，我的书能给他们提供有效的指导，就像是有老师在身边一样。

同时也有不少读者跟我说，那本书什么都好就是图不够多，有时穴位掌握不准就不敢下手。为此机械工业出版社的策划编辑也跟我提议，是时候再给大家推出一本更直观、更容易上手的书了。说实话，小儿推拿彩图版的书市场上也不少见，原本我并不是特别热衷。不过仔细看了市面上很多的同类书后，我发现很多图书要么图片质量不高，清晰度不够，要么很多穴位标注不准确，要么对疾病推拿手法的辨证不清，很多妈妈看是看了，却不得要领、无法使用。

所以，为了帮助更多的家长，我终于下决心再次出发，把这些年的手法、心得、要领再次总结成书，给每个穴位，每个手法，都配上精美的图片，让大家一目了然。写第一本书时有一种强烈的动力驱使我完成，而这本书我希望在原来的基础上做得更好。与第一本相比，本书增加了帮孩子取穴的技巧，并且将常见疾病按名称分节，明确标出，便于家长速查速用。除了常见疾病，本书在第三和第四部分还针对孩子的常见问题提供了详细的推拿方案，帮助家长做好孩子的日常保健，让孩子防火、防蔫、防旱就是在防病！另外，本书的最大特色还在于分步骤真人图解，让大家一看就懂，一学就会，而不必来回翻查穴位图。在此非常感谢摄影师郑华的帮助，他找到了来自加拿大的一个非常漂亮的混血宝宝作为模特。他虽然才20个月，却出色地配合我们完成了大部分的拍摄，另外一些图片我请了好友的女儿团团来配合。

这本书和我的第一本书同样是写给普通父母的，因此大家不需要有专业的医学背景和知识储备，只需要有一颗爱孩子和愿意学习的心。这本书中的语言都是非常通俗易懂的。书中提到的每一种疾病的推拿手法都是我或者我的学生亲身实践后证实行之有效的。即使是一个对小儿推拿没有任何概念的初学者，也能通过书中的介绍学到很多简易的推拿方法，帮助宝宝预防和治疗一些常见疾病。需要提醒大家的是，因推拿在古时又被称为按摩，所以书中很多地方使用"按摩"，以增加亲切感。

我曾经很自豪地告诉我的学生，我的女儿雨欣直到一岁半也从来没有吃过药，更没有去过医院，除了疫苗，雨欣也没有打过针。而如今我的女儿已经7周岁，上了小学一年级。非常幸运的是，这些年里，每次她生病，我都是用小儿推拿的治疗方法使她不药而愈。不单是我，越来越多的妈妈加入到小儿推拿的队伍中来，她们也用实际行动证明了小儿推拿的疗效。6年前我开始系统教导妈妈们学习小儿推拿，最开始很多人都不相信小儿推拿的疗效，有的人也是半信半疑地来到我的课堂。而如今再来到我课堂学习的不是我的读者，就是我学生推荐的家长。每个来学小儿推拿的学生都如饥似渴地学习相关知识，那种信任的眼神，让我深深感动和震撼。

虽然讲过200多期的课程，每一期都是一样的主题，一样的内容，但每一期我都非常兴奋，充满激情，因为我知道我分享出来的这些知识、经验能有效地帮到大家。

小儿推拿不仅是一种有效的疾病治疗手段，也是传递爱的一种方式。我自己常常把小儿推拿当作和女儿之间的亲子游戏来做。通过这种方式，孩子能感受到妈妈的爱，妈妈的温柔，妈妈的细腻。你相信吗？当孩子长大后，在她的印象中，妈妈的按摩将会是令她最难忘也最温馨的礼物和记忆。

最后，希望妈妈们通过本书学到更多有效的推拿方法，也希望宝宝们都能够健健康康、快乐地成长！

缘缘

目 录

第一部分 　你一定要懂的小儿推拿基本技巧

第二部分 　小儿推拿常用穴位详解

让宝宝不生病的秘诀，缘缘老师教你中医辨证

 宝宝常见问题的推拿手法

 27种宝宝常见疾病的推拿

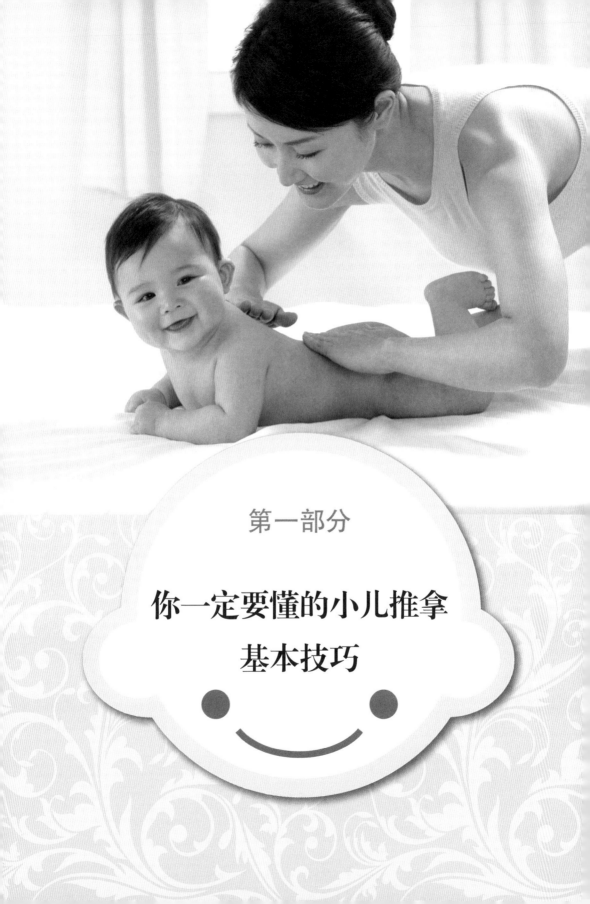

第一部分

你一定要懂的小儿推拿
基本技巧

帮孩子取穴的几项技巧

给宝宝推拿的力度和技巧与给成人推拿有很大的差异。小儿穴位有很多在"线"和"面"上,所以这些穴位常常需要用速度快且力度轻柔的手法。然而我发现妈妈们往往怕推轻了效果不好,所以她们用了很重的力度,实际上,这样反而达不到预期的效果。这样做还有一个弊端,那就是孩子可能会特别排斥妈妈的重力度,而且妈妈们自己按摩得也很辛苦。

当然,也不是所有的穴位都要用那么轻柔快速的手法,例如对于一些以"点"来取穴的穴位,要求的力度就要深透很多,也特别讲究用力的方向,用力方向和深度不到位也往往没有效果。

所以,妈妈们在使用推拿手法的时候,需要特别注意你所推拿的穴位对于手法的速度、力度和准确度的要求。

首先,如何提高取穴的准确度?

关于准确度,中医取穴常常都是找一些体表标志作为取穴测量的基础点,这样穴位找起来又快又准。比如腿部取穴时,我们会找内外侧"膝眼"和内外侧"踝骨高点"作为标志点,腿部大部分穴位的位置都跟这几个体表标志相关。这些就像我们生活中的地标性建筑一样,不认识路的时候,往往需要找这些地标性建筑,先确定大方向,然后才知道我们是否到了指定的位置附近。取穴也是一样的道理,有了这些基本的概念,我们就会比较轻松、容易地找到穴位了。后面我们介绍穴位时会给大家详细介绍这些技巧。

其次，取穴的常用方法是什么呢？

一般情况下，"手指同身寸取穴"是最常用、最方便的取穴方法。即手指比量法。但是宝宝的1寸和成人的1寸是不一样的，所以需要采用同比例缩小的量法。具体方法如下：

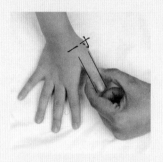 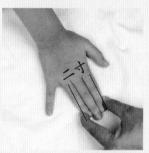 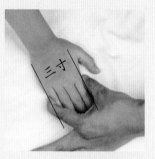

1寸：以被推拿者拇指的指　　2寸：以被推拿者的食指、　　3寸：以被推拿者的食指、中
关节宽度为1寸。　　　　　　中指和无名指并拢靠近指尖　　指、无名指和小指并拢靠近
　　　　　　　　　　　　　　部分的宽度为2寸。　　　　　指根部分的宽度为3寸。

 给孩子推拿的注意事项

父母在给宝宝推拿前，如果能注意以下几个问题，我相信宝宝们会更加乐于配合，效果也会更好。很多妈妈在给孩子做推拿时发现孩子并不能如其所愿地配合。有位妈妈就跟我说过，她给孩子推拿不了几分钟，孩子就跑开了，无论如何都不再配合，搞得她有心无力。小儿推拿效果很好，但孩子不配合怎么办？

说实话，宝宝其实是很会享受的，如果妈妈手法好、技巧好，没有哪个宝宝不喜欢的。另外，我们也常常可以一边讲故事一边给宝宝按摩，或者陪孩子一起看个动画片，顺便按摩，孩子转移注意力后，更容易接受。

（1）安心的氛围。按摩时让孩子感觉到处于安心和安全的环境中是非常重要的。无论是在家中，还是旅行的途中，妈妈的按摩往往是最好的安慰。尤其在宝宝生病的时候，有些妈妈怕自己按不好，选择到医院找医生给孩子推拿。孩子对医院这个环境本身就比较抗拒和敏感，加上他本来身体就不舒服，就容易交叉感染从而使疾病加重。一旦孩子大哭大闹，就很难配合按摩，效果肯定也会大打折扣。

（2）按摩时不宜过饱或者饥饿。这两个方面，需要分情况而定。比如，在医院里宝宝刚刚吃饱饭可能会因为不配合、哭闹而导致呕吐，这是医生不乐意见到的情况。但其实在家里，如果宝宝入睡时喝了一瓶奶，妈妈们轻轻地给宝宝按摩是没问题的。

另外，孩子清晨起床时是可以按摩的。尤其当有些宝宝赖床不起时，按摩往往就是最好的唤醒方式。我经常选择早晨起床时边给女儿按摩边陪她玩耍，她都会很开心，穿衣服吃饭、都非常爽快。

但如果在饥饿的情况下给宝宝按摩，尤其小月龄的宝宝，他们不会说话，可能会因为肚子饿而哭闹、不配合。所以，这个时候首先要做的不是给宝宝按摩，而是填饱他的肚子。

（3）时间不宜过长。一般来说，如果是日常的保健按摩，10~20分钟就足够了。这些时间再分配到早上和晚上就会更加轻松。我们给宝宝按摩是持久战，所以，妈妈们不要一蹴而就。当宝宝生病的时候，按摩时间延长和加量会取得更好的效果。所以，还要根据孩子的具体情况来定。

（4）不要强迫宝宝。按摩是爱的传递，尽量不要强迫宝宝，让他排斥按摩。尤其是宝宝生病后，他们的情绪状态不好，可能会不配合按摩。有的孩子比较敏感，妈妈轻轻一碰都可能让他们不舒服。因此，宝宝不配合的情况很常见，妈妈们需要更多的耐心和技巧，千万别放弃。宝宝不配合时，妈妈就需要改变方法，可以把按摩当成和宝宝互动的小游戏，也可以等宝宝熟睡后再进行。如果遇到比较着急的情况，偶尔的强迫按摩也是可以的，只是按摩时一定要跟宝宝说明这样做的原因，相信宝宝会体会到妈妈的爱。

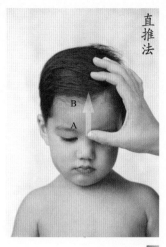

直推法

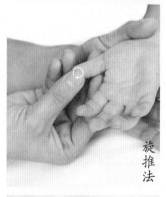

旋推法

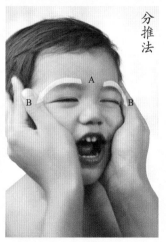

分推法

3　小儿推拿的基本手法

小儿推拿的手法种类较多，有不少推拿手法与成人推拿手法相似，而有的手法虽然在名称上和成人推拿一样，但在具体操作中却完全不同。小孩子脏腑娇嫩，肌肤柔弱，耐受力差，只需要很轻柔的按摩就能达到不错的效果。

通常来说，小儿推拿中我们常常会用到下面这些手法：

（1）推法

推法有直推、旋推和分推三种，推法是在"线"或者"面"上的操作手法。

直推是用拇指指面或指侧面在穴位上作直线推动。有时候也可能用食指和中指的指面作直线推动。

旋推是用拇指面在穴位上作顺时针方向的旋转推动。

分推是用两只手拇指的指面或指侧面，从穴位中间向两旁分向推动。

推法在成人按摩中也经常用到，但和小儿推拿的力道完全不同。给小儿推拿时，推的力道一定要轻，就像被微风吹起的柳枝，轻轻抚摸水面的感觉，但是速度要快。直推和旋推差不多每分钟150~250下，分推每分钟约20~50下。推的时候要注意：速度快但不能轻浮，力道轻但要落到实处。

（2）揉法

揉法是针对穴位"点"上的操作手法，是在穴位点上揉动，手指与接触的穴位不分离，揉动时震动周围的肌肉组织。操作时不特别强调方向。揉法的力道比推法稍微重一些，就像在水中搅动一样。揉法分为指揉法、掌揉法和鱼际揉法三种。指揉法是用手指的指腹按在穴位上做揉动，掌揉法是用手掌着力于穴位做揉动，鱼际揉法则是用大鱼际着力于穴位做揉动。

揉的时候速度也要快，频率约为每分钟160下。

（3）按法

按法和揉法一样，也是针对"点"的操作。它是用拇指或手掌的掌根按在穴位上，再逐渐向下用力按压的方法。按法中按的时候手劲要比揉法更重，"以手代针，深取之"，往往取穴时要下按到穴位最深处，然后发力。按法和揉法时常并用，称为按揉法，这样按摩的效果就会被大大地激发出来。

（4）摩法

摩法是用手掌面或食指、中指的指面附着于一定部位上，以腕关节连同前臂，作顺时

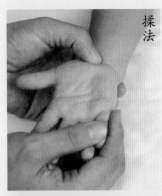

揉法

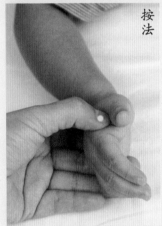

按法

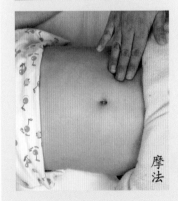

摩法

或逆时针方向环形移动的摩擦。孩子肠胃不好，摩腹时最常用到这种手法。摩法要求的时间比较长，一般最少也要 3 ~ 5 分钟。

（5）掐法

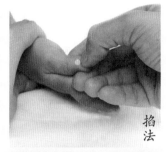
掐法

掐法是指用拇指指甲既快又重地掐在穴位上。在临床上这种方法常常用于急救。我们常常听到的"掐人中"就是这种方法。如果小孩高热或惊厥，就要掐揉人中和掐老龙穴，用指甲盖掐，指腹同时揉，就能迅速见效。

（6）捏法

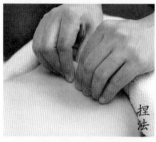
捏法

捏法分二指捏和三指捏两种。二指捏是用食指指侧横抵在皮肤上，大拇指放在旁边的皮肤处，两个手指共同捏拿肌肤，边捏边交替前进。三指捏的捏法与二指捏一样，只是多一个中指同时用力。小儿推拿中最常用到的捏法就是捏脊。

（7）运法

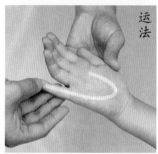
运法

运法是用拇指或食指、中指的指端按在一定穴位上由此往彼作弧形或环形推动。运法是所有手法中力道最轻的，比推法还要轻柔，运法的速度比推法要慢一点，像是运内八卦，手掌面有酥痒感时效果最好。

（8）拿法

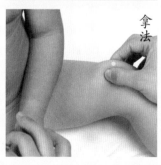
拿法

拿法是用拇指和食指、中指，或用拇指和其余四指的指腹，相对用力紧捏、提揉一定的部位。拿时动作要缓慢，有连贯性，不能断断续续。力道要由轻到重，再由重到轻，交替进行。

拿法对于穴位的精准度要求不是那么高，往往很深的穴位我们才会用这个手法。

（9）擦法

擦法是用大鱼际或小鱼际紧贴皮肤，稍用力下压并作上下方向或左右方向直线往返摩擦，使皮肤产生一定的热量。擦时动作要连续不断，压力要均匀而适中。频率约为每分钟100次。

擦法是个力气活，擦"脊背工字型"是非常推荐的预防感冒的手法之一。

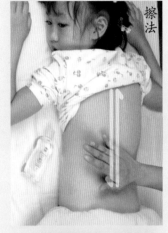

擦法

（10）吮痧法

妈妈用口在孩子穴位表面连续不停地吸吮20秒，称吮痧法。这类似民间的刮痧和拔罐，只是妈妈用嘴巴替代冰冷的工具，对宝宝而言更像是妈妈的亲吻，虽温和却有意想不到的疗效。吮痧是最快速的帮助宝宝排病气的方法之一，不过这种方法也是有代价的。体质敏感的妈妈，吮痧后会觉得嗓子痛。我的建议是，把吮痧时产生的口水吐掉，如果不慎吞进腹中，记得多喝热水排毒。如果妈妈有口腔溃疡或口腔有伤口，最好换其他人操作。曾经有一个妈妈在口腔溃疡时给宝宝吮痧，等吮完，妈妈的嘴唇肿得像香肠一样，好几天才消。

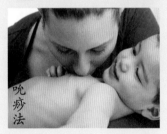

吮痧法

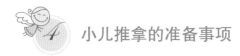

4 小儿推拿的准备事项

小儿推拿要求手法均匀、力度柔和、平稳深透，按摩的时候对于按摩者和环境有些特别要求。

（1）要使用按摩油或按摩介质。按摩的介质非常必要，使用介质后，按摩起来会顺滑得多，宝宝也会更舒服，更愿意配合。家里最常用的婴儿润肤油或者润肤露、爽身粉、清水等都可以拿来做按摩介质。按摩介质不需要特意购买，就用家里最常用的不会引起宝宝过敏反应的介质就好。有一个妈妈特别讲究，她还特意请朋友推荐好的按摩油品牌，但买回来一用，发现根本不适合自己的宝宝。

（2）妈妈要修剪指甲。为了避免伤到宝宝，妈妈需要把指甲修剪得短并圆润一些。我记得有一个学生说给宝宝捏脊 3 周了，宝宝说后背还痛，这种情况非常少见。通常孩子基本经络都很通畅，当生病时会明显疼痛，但通常按摩好，一周就会改善。后来第 4 周来上课时她才跟我讲，原来她以前指甲一直没有修剪到位。所以，每次都是指甲掐到宝宝的肉了。给宝宝按摩时，可以先在大人身上试试力度，以免弄疼宝宝。

（3）室温要合适。冬天没有供暖的南方特别寒冷，妈妈一定要注意温度的控制。给宝宝按摩时要打开取暖设备，按摩时室温最好控制在 20℃左右，不要为了按摩让孩子着凉。而且，按摩时不需要给宝宝脱光衣服。夏天，温度过高的时候，大部分家庭都会选择开空调，很多妈妈就担心，空调房里能否按摩，或者吹风扇时能否按摩。其实，在相对恒温的室内，如果能避开风口，按摩是没问题的。

（4）大醉、大怒、大病时都不适合给宝宝按摩。我们给宝宝按摩是一种爱的传递，宝宝需要感受到你的爱。因此，这就需要妈妈有良好的身心状况。当然一般当妈妈的大醉很少，但情绪不好、身体不适的情况倒是常见，如果不舒服，还是减少给孩子按摩，先调整好身心状态。有个学生跟我说如果她情绪不好，跟先生赌气，给孩子按摩后就会发现效果很差，反之，如果心情好，对宝宝也非常耐心时，按摩效果就会特别好。

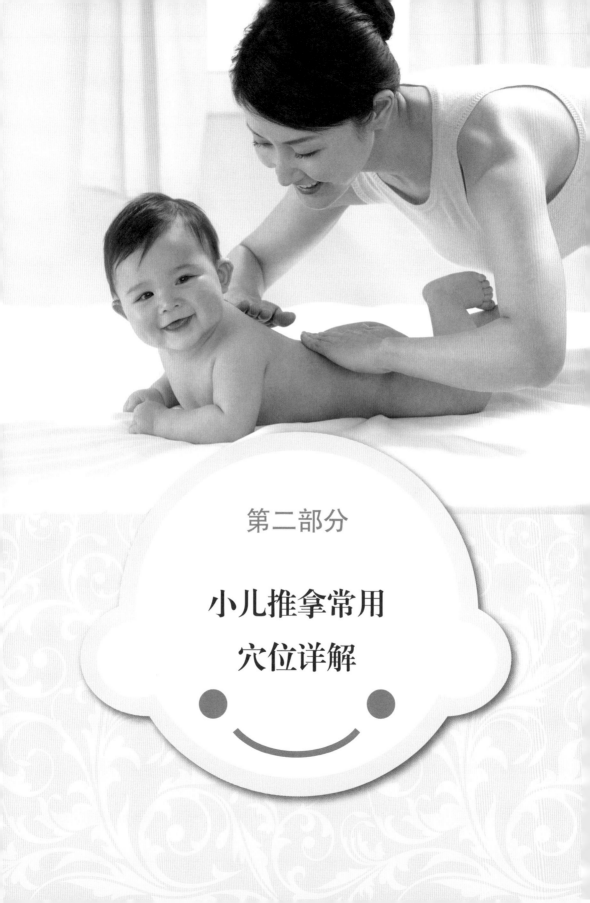

第二部分

小儿推拿常用
穴位详解

头面部常用穴位

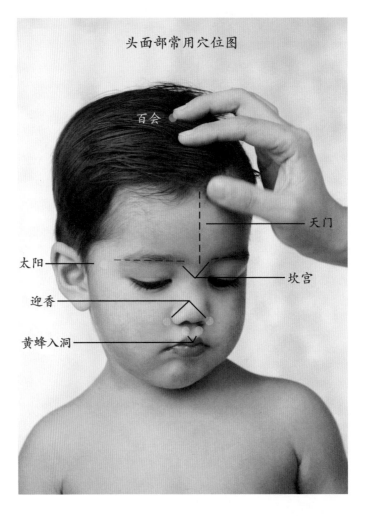

头面部常用穴位图

百会

天门

太阳

坎宫

迎香

黄蜂入洞

（1）天门（攒竹）

位置　天门又名攒竹，是两眉头的中心点至前发际处的一条弧线，简单地说就是额头的正中线。

操作　按摩时，用两只手的大拇指或食中指轻轻地自眉心交替直线推动至前发迹线，这就是"开天门"。

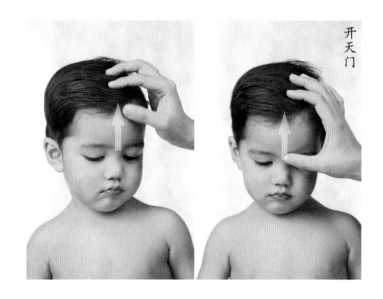

一般保健按摩 30~50 次，治病时需要增加到 100~150 次。

功效　这个穴位有发汗解表、镇静安神、开窍醒神等作用，是外感四大手法之首，用于治疗感冒、头痛、流鼻涕等。日常保健时，开天门助睡眠效果非常不错，宝宝吃完奶，把眼睛闭上后，推这个穴位，宝宝会感觉特别舒服。往往推不了多久，宝宝就会安静下来或者睡着了。

（2）坎宫

位置　坎宫是眉头至眉梢并延伸至太阳穴的一条弧线。

操作　用两个大拇指的正面从印堂穴开始，沿着眉头攒竹穴，经眉中鱼腰穴，推向眉梢后太阳穴，分推 50~100 次，称为推坎宫或分推坎宫。推的时候力道要轻柔，但也需要深透，速度不用很快。

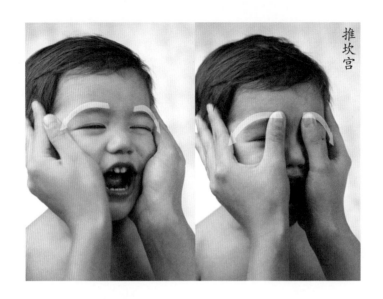

推坎宫

功效 按摩这个穴位有疏风解表、醒脑明目、止头疼等作用。不单对于治疗外感十分有效，而且对于治疗急性结膜炎效果更好。春季是结膜炎发作的高峰期，要是发现孩子眼睛发红、发痒，就可以多给宝宝推推坎宫。如果宝宝内火大、眼屎重，就可以按摩这个穴位，搭配清肝经、清天河水、推涌泉各300次，就能解决。

（3）太阳穴

位置 太阳穴位于眉梢与外眼角延长线交叉的凹陷处。

操作 用两个大拇指自前向后直推，叫推太阳。用中指指端揉，叫揉太阳。一般按摩50~100次或者1~2分钟。

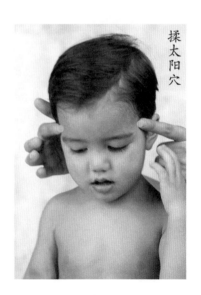

揉太阳穴

功效 按摩太阳穴有疏风解表、清热、明目、止头疼的作用。此穴阳气盛，是寒邪的克星。当孩子感冒时，揉太阳可以较好地预防和治愈感冒。如果孩子发烧，重揉太阳穴能够发汗解表。

（4）迎香穴

位置　迎香穴位于鼻翼外缘的中点，旁开 0.5 寸处的鼻唇沟陷中，左右各一穴。

操作　用中指或大拇指指端按揉，称按揉迎香。除按揉法以外，我们常用的手法还有推迎香穴和擦迎香穴。推迎香穴是沿着鼻翼两侧从上往下推 50~100 次，用于帮助清理宝宝鼻腔异物。

而擦迎香穴是沿鼻翼两侧上下来回快速摩擦 50~100 次，用于改善宝宝鼻塞。做这两个手法记得要使用按摩油或者润肤露，否则，几十下擦下来，宝宝的皮肤容易被擦破。

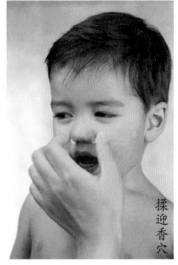
揉迎香穴

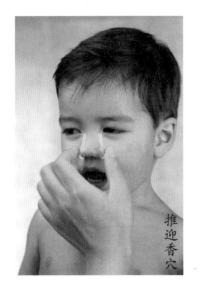
推迎香穴

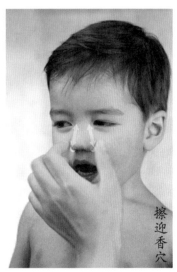
擦迎香穴

功效　按摩迎香穴能治疗鼻炎、流鼻涕、流鼻血等症状。有宣肺气、通鼻窍的作用。

（5）耳后高骨

位置 耳后高骨位于两侧耳后入发际、乳突后缘高骨的凹陷中。

操作 用两个大拇指或中指指端按揉，称按揉耳后高骨。通常按摩 1~2 分钟。

功效 按摩耳后高骨具有疏风解表、镇静安神的作用。它对于治疗感冒引起的头痛、发热、烦躁不安等疗效显著，按摩这个穴位对于治疗宝宝的鼻炎、鼻塞效果也很好。

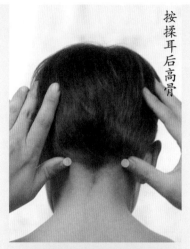

按揉耳后高骨

（6）风池

位置 风池穴位于后颈中央凹陷旁开 2 寸处。

操作 用拇指和食、中指的螺纹面相对用力拿捏，称为拿揉风池或拿风池。

功效 按摩风池穴有发汗解表、祛风散寒的作用，主治头疼、头重脚轻、眼睛疲劳、颈部酸痛等症状。还可以治疗落枕、发汗、过敏性鼻炎。

如果成人着凉，可以把自己的手伸到脖子后面，拿揉风池穴50次就能立刻缓解感冒、着凉导致的头疼、畏寒等症状。

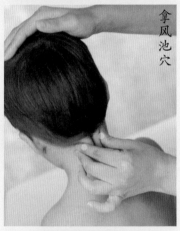

拿风池穴

（7）天柱骨

位置 天柱骨即颈椎骨，位于颈后发际正中至大椎穴成一条直线处。

操作 通常用拇指或食、中指自上而下直推 100~500 次，称为推天柱骨。

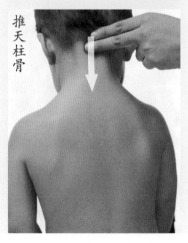

推天柱骨

功效 按摩这个穴位有降逆止呕、祛风散寒的作用。为小月龄宝宝推天柱骨可以有效防止其吐奶。

如果用于止呕，从上往下直推更适合。如果是治疗咽喉、扁桃体发炎、咳嗽等症状，用吮痧的方法效果更好。

● 常用手法：黄蜂入洞

位置 黄蜂入洞是小儿按摩中最常用的一种复式操作手法。

操作 按摩时，一只手轻扶宝宝头部，用另一只手的食指、中指指端揉动患儿两个鼻孔下缘，用腕关节用力，不间断地揉1～5分钟。

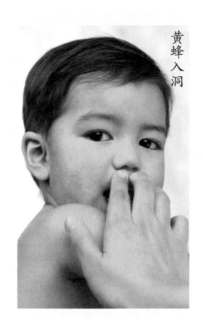

黄蜂入洞

功效 黄蜂入洞能发汗解表、宣肺通窍。用于治疗风寒感冒、流清鼻涕、急慢性鼻炎等症状。注意：这个手法不适合治疗黄浓鼻涕症状。

如果宝宝冬天感染风寒，一直鼻塞不通，偶尔打喷嚏，可以给宝宝戴上帽子后，再用黄蜂入洞的手法揉大约三四分钟，把手伸进帽子里，宝宝的头部已经微微出汗了，之后宝宝感冒鼻塞的症状就会大大缓解。

上肢内侧与手掌常用穴位

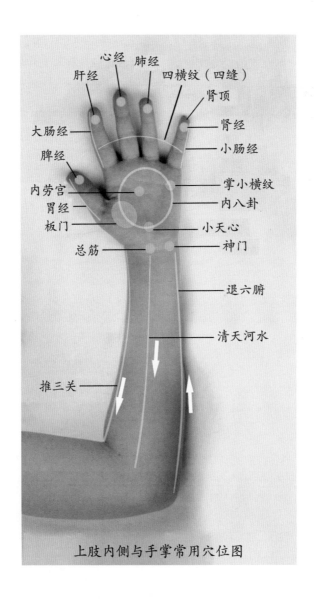

心经 肺经
肝经 四横纹（四缝）
肾顶
肾经
大肠经 小肠经
脾经
掌小横纹
内劳宫 内八卦
胃经 小天心
板门 神门
总筋 退六腑
清天河水
推三关

上肢内侧与手掌常用穴位图

（1）天河水

位置　天河水位于前臂正中、总筋至洪池（曲泽）成一条直线处。

操作　用食指和中指两个手指，由手腕到手肘直推300~500次，名为清天河水。

打马过天河，用食指和中指两指蘸清水，然后沿着从腕到肘方向在皮肤上轻

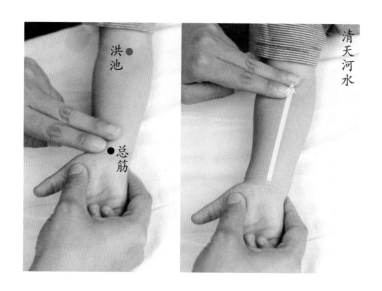

轻拍打。因为发出的声音就像是小马蹄过河发出的清脆的响声，故而称为"打马
过天河"。有一个技巧大家要特别注意，就是一边拍打，还要一边向同一方向吹
气，因为蘸有清水，所以有清凉的感觉，可以迅速带走体内的高温。

功效　天河水就像人体的清凉之源，按摩这里能清热解表、泻火除烦。所以
除了发烧需要按摩此穴位外，治疗孩子内火大、上火都可以用此手法。一般推
200~300次。清天河水清热不伤阴，所以用起来还是很安全的。

发烧温度超过38.5℃时可清天河水300~500次。

打马过天河比清天河水清热力度强，用于一切高热症。对于体温超过39℃
的情况，我建议除了清天河水外，要配合打马过天河，这样清热力度就会强很多。
一般打马过天河需要从腕到肘拍20~30遍。

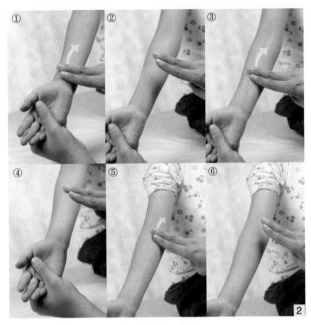

打马过天河

（2）三关

位置　三关位于前臂靠大拇指那一侧，阳池至曲池成一条直线处。

操作　用大拇指或食指、中指自腕推向肘，推 300~500 次，称推三关。

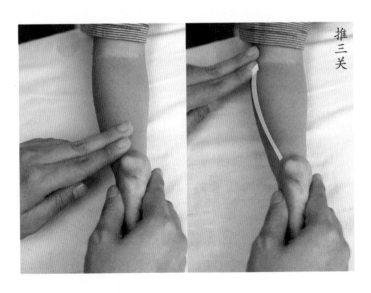

推三关

功效　推三关有补气行气、温阳散寒、发汗解表的作用。它主治一切虚寒病症。推三关在治疗着凉引起的感冒时，其发汗之力有点像我们熟悉的生姜红糖水。不过生姜红糖水不适合小宝宝食用，其辛辣之味对宝宝的肠胃来说太过刺激。

推三关对于治疗由于阳气不足引起的四肢发冷、食欲不振、积食、吐泻等疗效显著。也可用于治疗阴冷无汗或疹出不透等症状。

（3）六腑

位置　六腑位于前臂靠小拇指那一侧，肘至阴池成一条线处。

操作　用拇指面或食、中二指面自肘推向腕，每次约推 300~500 次，称为退六腑。

功效　退六腑能清热、凉血、解毒，用于一切实热证。高热、烦躁、咽喉肿痛、大便干燥、鹅口疮、腮腺炎等高热症状出现时强烈推荐退六腑。退六腑可退五脏六腑之积热，清热力度比清天河水强很多。所以通常 39.5℃ 以上的高烧，清天河水清热之力不够，还要加上退六腑与之并肩作战。一天之内如果温度不退，可以反复推 3~4 遍。

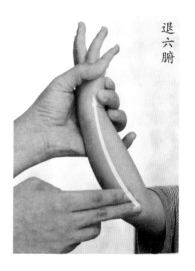

退六腑

（4）板门

位置　板门就是手掌的大鱼际。

操作　用大拇指的指端揉板门 100~300 次，叫揉板门。用推法自指根推向腕横纹推揉 100~300 次，称板门推向横纹，可以用于止泻。用推法自腕横纹推向大拇指根部 100~300 次，称横纹推向板门，可以用于止吐。

功效　揉板门就像吃健胃消食片一样，能健脾和胃、消食化滞、运达上下之气。可以治疗

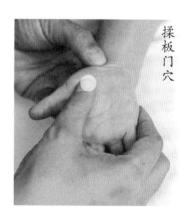

揉板门穴

脾胃运化不足导致的积食、消化不良。能帮助宝宝解决胃动力不足的情况。

（5）内八卦

位置　内八卦是以掌心（劳宫穴）为圆心，以圆心至中指指根横纹内2/3处为半径，画一个圆，八卦穴即在此圆上。

操作　用运法，顺时针方向运200~300次，叫做顺运内八卦，逆时针方向运100~300次，称为逆运内八卦。

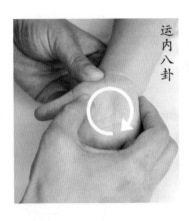
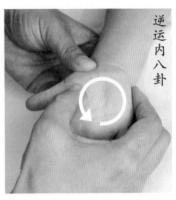

功效　内八卦穴经过手掌所有肉肉鼓鼓的地方，上中下三焦运化。运此穴时，手掌的感觉是酥酥麻麻痒痒的。它具有行滞消食、宽胸理气、化痰止咳的作用。运内八卦配合按板门穴，可治疗乳食内伤、腹胀，因此其健脾和胃的功效显著。治疗痰结喘咳、胀闷建议配合按揉掌小横纹。逆运内八卦可降胃气，降气平喘效果好。宝宝呕吐和哮喘时选逆运内八卦更对症。

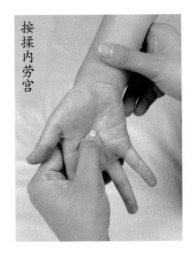

（6）内劳宫

位置　在手掌心，自然握拳屈指时，中指碰到的位置。位于中指和食指掌骨的中间靠近中指的地方，并非位于手掌正中间。

操作　用大拇指指端往内劳宫的位置且按且

揉 100~300 次，叫按揉内劳宫。内劳宫穴位比较深，按摩此穴时力度的深透与否会影响按摩的效果。自小指根起，经掌小横纹、小天心运至内劳宫 10~30 次，叫做运内劳宫。

功效 按揉内劳宫能清热除烦，运内劳宫可清心、肾两经的虚热。可治昏迷、晕厥、中暑、呕吐、心痛、癫狂、痫症、虚热低烧、睡觉梦多、口舌生疮、口臭、鹅掌风等症状。

（7）小天心

位置 位于手掌根部，大鱼际与小鱼际相接处的凹陷中（"大鱼际"是手掌大拇指处肌肉隆起的部分；"小鱼际"是手掌内侧肌肉隆起的部分），在内劳宫之下，总筋之上。

操作 用大拇指指甲掐，指腹跟着揉小天心 5~20 次，叫掐揉小天心。以中指指尖或屈曲的指关节捣小天心 50~100 次，叫做捣小天心。

功效 掐揉小天心具有清热、镇惊、利尿、明目、安神等作用，还有排毒的作用；掐捣小天心能镇惊安神。按摩该穴可主治幼儿急疹、惊风抽搐、小便不通、高热神昏、夜啼、斜视、疹痘欲出不透等症状。

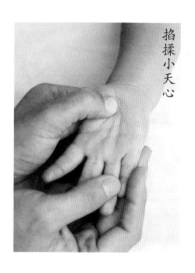

掐揉小天心

（8）总筋

位置 位于掌后腕横纹中点，正对中指处。

操作 用拇指按揉总筋 100~300 次，叫做揉总筋。用拇指指甲掐总筋 3~5 次，叫做掐总筋。从总筋往两侧分推，叫分推手阴阳。

功效 按揉总筋能清心火，退心经热病，散结止痉，通调周身气机，掐总筋能镇惊止痉。主要治疗口内生疮、牙痛、遍身潮热、夜间啼哭、

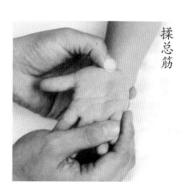

揉总筋

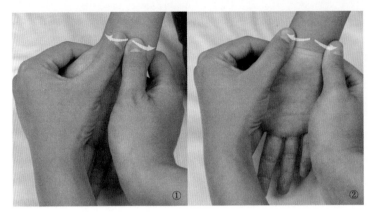

分推手阴阳

四肢抽掣、惊风等症。当出现鼻涕清黄交替、
寒热往来的症状时也可分推手阴阳。

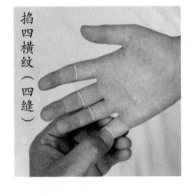

掐四横纹（四缝）

（9）四横纹（四缝）

位置 四横纹分别位于食指、中指、无名指、
小指第一指关节的横纹处，每只手有四个穴位，
俗称四缝穴。

操作 用大拇指指甲逐个掐揉四横纹 10~20
次，称掐揉四横纹。四指并拢，用拇指指面从
食指横纹推向小指横纹 100~300 次，称推四横纹。对于重度消化不良的症状，可
以在四缝放血。但放血这种方法很痛，也不易下手，我一般不推荐妈妈使用。

功效 宝宝如果积食，舌苔白厚，掐四缝穴非常有效。掐时我会选择在四缝
的位置上找出颜色深的血管来掐，力度也不需要太大，宝宝小，耐受不足。可以
几个手指轮流掐，反复做 10~20 遍即可。掐四缝一般掐两只手的效果更好，往往
一两次之后宝宝舌苔就会变淡，胃口大开，此后两三天内，宜清淡饮食，忌大鱼
大肉。同时我推荐和揉板门、运内八卦等健脾胃的手法一起使用。

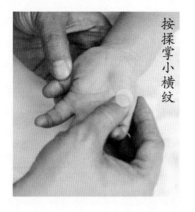

按揉掌小横纹

（10）掌小横纹

位置 位于掌面小指根与手掌交界处的横纹。在感情线末端，小手指骨缝处。

操作 用拇指按揉 3 分钟，称为按揉掌小横纹。

功效 按揉掌小横纹具有清热散结、宽胸宣肺、化痰止咳等功效。主要用于治疗痰咳、气管炎、支气管炎、肺炎、口唇破烂及腹胀等症。一般咳喘，配合运内八卦效果更加显著。

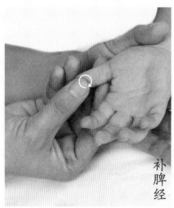

补脾经

（11）脾经

位置 位于拇指末节螺纹面。

操作 顺时针方向旋推为补，称补脾经。一般需要旋推 300~500 次。

功效 旋推脾经能健脾胃、补血气。常用于缓解脾胃虚弱、气血不足而引起的食欲不振、精神萎靡、消化不良等症。小儿脾常不足，不宜攻伐太甚，一般多用补法。

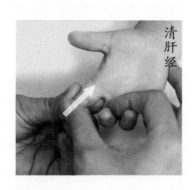

清肝经

（12）肝经

位置 位于食指末节螺纹面。

操作 从指尖向指根方向直推为清，称清肝经。直推 300~500 次。

功效 清肝经能平肝泻火、熄风镇惊、解郁除烦。常用于治疗惊风、抽搐、烦躁不安、五心烦热等症状。它常与清心经、掐揉小天心、退六腑合用。肝经宜清不宜补，若肝需补时则以补肾代之，称滋肾养肝法。

（13）心经

位置　位于中指末节的螺纹面。

操作　从指尖向指根方向直推为清，称清心经。一般直推300~500次。

功效　清心经能清热、泻心火。常用于治疗心火旺盛而引起的高热神昏、面赤、口疮、小便赤短等，多与清天河水、清小肠等合用。心经宜清不宜补，若气血不足，需用补法时，多以补脾经代替之，因为脾土为心火之子，脾又主生血。如果宝宝舌尖边和舌头的两边红，就说明宝宝心肝火旺，需要清心经的同时加上清肝经，大约300~500次。

（14）肺经

位置　位于无名指末节螺纹面上。

操作　顺时针方向旋推为补，称补肺经。从指尖向指根方向直推为清，称清肺经，统称推肺经。一般需推300~500次。

功效　补肺经能补益肺气。用于治疗肺气虚损及咳嗽气喘、虚寒怕冷等肺经虚寒症。清肺经可宣肺清热、化痰止咳。清肺经多用于治疗感冒发热、咳嗽气喘、痰鸣等实证。如果宝宝整个舌头发红，说明宝宝有肺热，要清肺经。如果大便干燥、咳嗽等，也需要清肺经。如果宝宝长期咳嗽、多汗，则要补肺经。

（15）肾经

位置　位于小指末节螺纹面上。

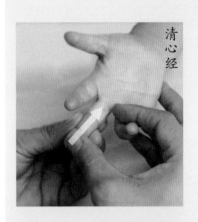

清心经

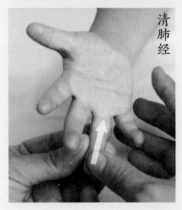

清肺经

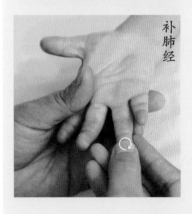

补肺经

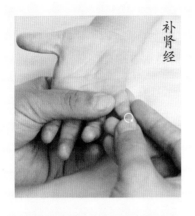

操作 顺时针方向旋推为补，称补肾经。旋推300~500次。

功效 补肾经具有补肾益脑、温阳下元的作用。用于治疗先天不足、久病体虚、肾虚久泻、多尿、遗尿、虚汗喘息等症状。临床上肾经一般多用补法，需用清法时，多以清小肠经代之。

（16）胃经

位置 位于拇指外侧面一条直线处。

操作 从拇指外侧面指根推向指尖为清，称清胃经。直推300~500次。

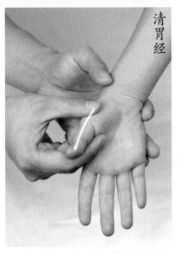

功效 清胃经具有清中焦湿热、和胃降逆、泻胃火、除烦止渴的作用。宝宝吐奶、呕吐或老是打嗝的时候，可以清胃经。脾主升，胃主降，胃经用清法则气下降。临床上，胃经多用清法。如果宝宝嘴唇红、胃口好、吃得多、拉得多，且大便粗，往往预示着胃火旺。这时需要清胃经，同时按揉足三里和中脘穴。

（17）大肠经

位置 位于食指指侧，从指尖至虎口成一条直线。

操作 从食指尖直推向虎口为补，称补大肠经。从虎口直推向食指尖为清，称清大肠经。二者统称推大肠经。推300~500次。

功效 补大肠经具有温中止泻的作用。清大肠经具有清利大肠、除湿热、导积滞的作用，

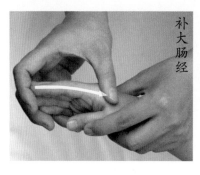
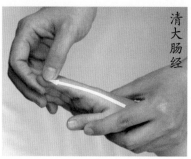

并能清肝胆之火，调理肠道。如果宝宝大便干结，颜色深或黑，成一粒粒的形状，说明大肠有热，要清大肠经；如果大便黄而粗，则是胃热，要清胃经；如果大便稀软，则是脾虚的症状，要补脾经，补大肠经。

（18）小肠经

位置 位于小拇指侧面边缘，自指尖到指根成一条直线。

操作 从指尖推向指根为补，称补小肠经。从指根推向指尖为清，称清小肠经。统称推小肠经。推100~300次。

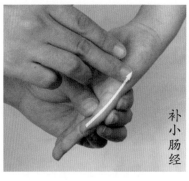
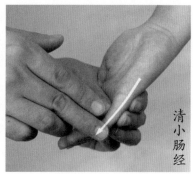

功效 清小肠经能清热利尿，可以用于宝宝下阴红肿和尿道感染。除了能利小便外，还可以治疗腹泻时没有小便的症状。当宝宝小便发黄、舌头溃疡时可以使用这一手法。

（19）肾顶

位置 位于小指顶端。

操作 用中、食指轻轻托着小指，用拇指揉小指顶端 300~500 次，叫做揉肾顶。

功效 揉肾顶能收敛元气，固表止汗。肾顶是止汗的特效穴。揉肾顶主要治疗自汗、盗汗、多汗、囟门闭合延迟等症状。

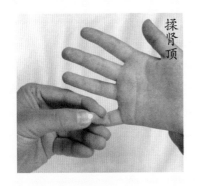

揉肾顶

（20）神门

位置 位于腕部，腕掌侧横纹尺侧端，尺侧腕屈肌腱的桡侧凹陷处。

操作 用拇指按揉神门穴 1 ~ 3 分钟，叫做按揉神门穴。

功效 按揉神门穴可以治疗宝宝梦呓、梦中哭闹不安，效果特别神奇。孩子在睡梦中哭闹时，给宝宝按揉神门穴，会发现按揉下去有一根筋很紧，多按揉一会儿松开，同时宝宝也就停止哭闹了。如果观察到宝宝舌尖红，除了按揉神门穴外，可以配合清心经、掐揉小天心、揉总筋。

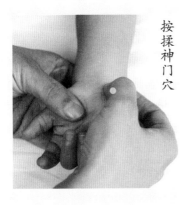

按揉神门穴

● 常用手法：水底捞月

位置 这是一套小儿按摩的复合手法。自小手指指尖推至小天心，再转入内劳宫为一遍。

操作 运用水底捞月时要蘸水运，清热力度更强。技巧是一边运一边吹干，水干后再蘸水运，反复 30~50 遍。

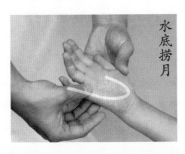

水底捞月

功效　这是一套非常寒凉的方法，能退热，用于调理一切高热神昏、热入营血、烦躁不安、便秘等实热病症。

上肢外侧与手背常用穴位

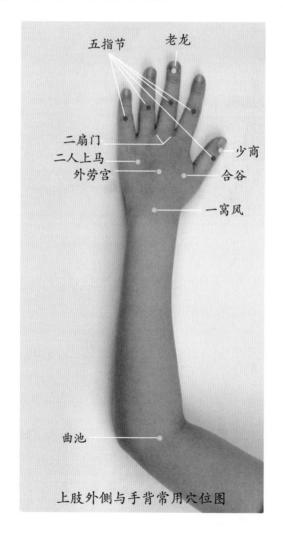

上肢外侧与手背常用穴位图

（1）二扇门

位置　位于中指指根两侧凹陷中，是发汗的特效穴。

操作　用两只大拇指指甲掐揉200~400次，称掐揉二扇门。掐揉时力道应重而快。

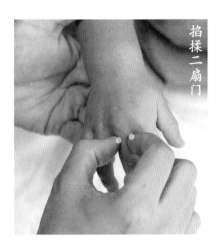
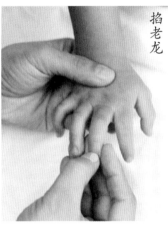

功效　掐揉二扇门能发汗透表、退热平喘。它主治身热无汗、受寒身痛、惊风抽搐、昏厥等症状。二扇门是发汗的特效穴，揉二扇门可与拿风池、推三关合用。用于治疗惊风抽搐等症时，可与掐五指节、掐老龙（中指指甲根一分处）等合用。

（2）五指节

位置　位于手背，第一至第五指的第一指间关节横纹处。

操作　用拇指指甲逐个掐3~5次，或掐后继以揉（可掐1次揉3次），称揉或掐揉五指节。拇指放在穴位上，食指放在掌面与穴位相对处，两指面逐个相对揉搓30~50次，称揉搓五指节。

功效　掐揉五指节具有安神镇惊、祛风痰、通关窍的作用。它主治惊风、喉中痰鸣、抽搐、夜啼、不寐、烦躁哭闹、吐涎、咳嗽痰多等症状。掐五指节主要用于神志异常时的重症急救。五指节除了大拇指外，其他四个关节反面对侧刚好

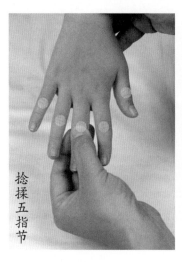

捻揉五指节

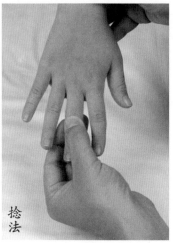

捻法

是四横纹的所在，而掐揉四横纹在治疗痰咳的时候也是常用到的手法之一。

（3）二人上马（二马穴）

位置 位于手背无名指及小指关节凹陷处。

操作 用拇指或中指端揉 100~300 次。

功效 揉二马穴能利尿通淋、清神、顺气散结。主治小便赤涩、惊风、抽搐、虚喘、牙痛等症状。小孩的中耳炎、耳鼻喉问题、低烧，成人由肾虚引起的耳鸣、慢性咽炎均可按揉这个穴位。按揉二人上马具有滋阴作用，如果宝宝容易午后发热、脸潮热红，可以按揉二人上马及内劳宫。宝宝长期便秘、大便干结也可按揉这个穴位配合一些通便手法，坚持 1~2 周效果非常明显。

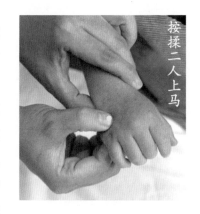

按揉二人上马

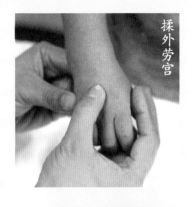

揉外劳宫

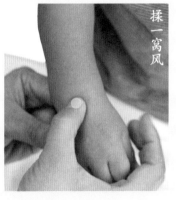

揉一窝风

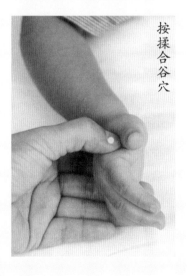

按揉合谷穴

（4）外劳宫

位置　位于掌背与内劳宫相对处，故名外劳宫。

操作　用拇指或中指指端揉外劳宫100~300次，叫做揉外劳宫。用大拇指指尖掐外劳宫称掐外劳宫。

功效　揉外劳宫具有温阳解寒、升阳举陷作用，兼能发汗解表。孩子脾胃虚寒、消化不良、肠胃不好就可以多揉外劳宫。揉外劳宫与推三关合用，还可以治疗风寒感冒、寒性拉肚子、手脚凉、遗尿等症状。

（5）一窝风

位置　位于手背腕横纹的正中凹陷处，是止腹痛的要穴。

操作　用中指或拇指指端重揉100~300次，称揉一窝风。

功效　揉一窝风具有温中行气、止痹痛、利关节的作用。主治风寒腹痛、肠鸣、关节痹痛、伤风感冒、无汗身痛、惊风、昏厥、抽搐等。揉一窝风可与拿肚角、摩腹合用治疗腹痛。

（6）合谷

位置　位于手背大拇指和食指的虎口处，拇指食指像两座山，虎口似一个山谷，故称合谷。

操作　用大拇指按揉1~3分钟，称按揉

合谷。

功效　按揉合谷主治头痛、目赤肿痛、鼻出血、牙痛、牙关紧闭、口眼歪斜、耳聋、疟腮、咽喉肿痛、尿赤、皮肤瘙痒等症状。治疗牙痛时，左侧牙痛按右手，右侧牙痛按左手，这个穴位多气多血，按摩此处可以活血化瘀，对于面瘫、脑血栓后遗症也有疗效。如果宝宝出现鼻炎、鼻窦炎、鼻出血，可经常按揉合谷穴一两分钟。如果宝宝鼻子、眼睛痒，有荨麻疹等过敏性症状可掐合谷、拿百虫。

（7）少商

位置　拇指桡侧指甲角旁 0.1 寸。大拇手指盖外侧那个角。

操作　用拇指指甲掐少商穴 5~10 遍，为掐少商穴。

功效　治疗宝宝急性咽喉炎、扁桃体炎可以选择掐少商穴。当咽喉肿痛伴随发烧时，用放血针点刺少商穴，放出 3 ~ 5 滴绿豆大小的血滴，退烧效果非常显著。

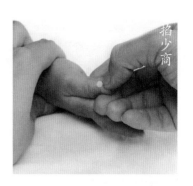

掐少商

肩背腰骶部常用穴位

肩背腰骶部常用穴位图

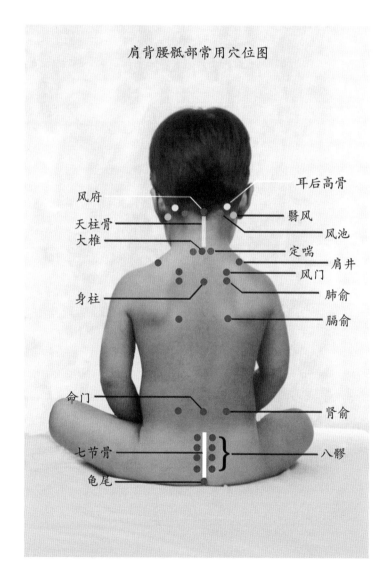

风府　　　　　　　　　　　　　　　　　　　耳后高骨

天柱骨　　　　　　　　　　　　　　　　翳风

大椎　　　　　　　　　　　　　　　　风池

　　　　　　　　　　　　　　　　定喘

　　　　　　　　　　　　　　　　肩井

　　　　　　　　　　　　　　　　风门

身柱　　　　　　　　　　　　　　肺俞

　　　　　　　　　　　　　　　　膈俞

命门　　　　　　　　　　　　　　肾俞

七节骨　　　　　　　　　　　　　八髎

龟尾

（1）肩井

位置　位于大椎与肩峰连线的中点。

操作　用拇指与食指、中指对称用力提拿肩井，称拿肩井。用大拇指按揉肩井称按揉肩井。

功效　拿肩井穴能宣通气血、发汗解表。主治肩酸痛、头酸痛、头重脚轻、眼睛疲劳、耳鸣、高血压、落枕等症状。孕妇在按、拿肩井时需要特别小心，因为肩井穴活血效果很好，所以民间都有传言说不要拍孕妇的肩膀，容易造成流产，就是这个缘故。

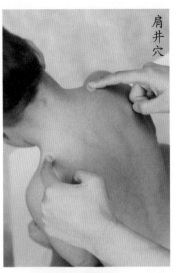

肩井穴

（2）大椎

位置　位于后背的正中线，第七颈椎下凹陷处。

操作　用食指、中指与大拇指拿 30~50 次，称拿大椎。

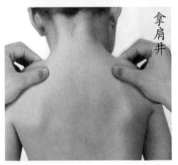

拿肩井

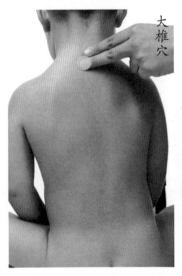

大椎穴

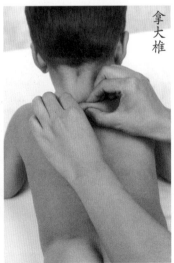

拿大椎

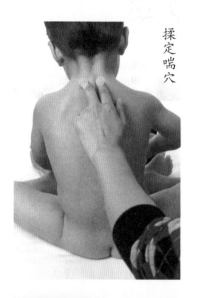

揉定喘穴

功效 拿大椎能清热解表,主治头项强痛、热病、癫痫、咳嗽、气喘、上呼吸道感染。宝宝百日咳也会首选拿大椎穴,紧挨着大椎左右两侧各有一个穴位叫做定喘穴,平喘效果非常棒。宝宝高烧不退,吮痧大椎穴结合清天河水等退烧手法,效果很不错。擦大椎通鼻塞,治疗鼻炎效果也很好。

（3）肩胛骨

位置 位于胸廓的后面,是三角形扁骨,介于第 2 ~ 7 肋之间。

操作 用双手的大拇指或食中指从肩井开始,沿着肩胛骨内侧缝边缘做"八"字形从上往下分推,称分推肩胛骨。推时手法要柔和,速度要缓慢,用力要渗透,但不要使用蛮力。

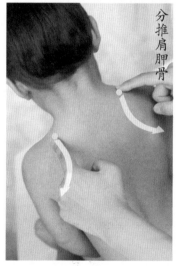

分推肩胛骨

功效 分推肩胛骨有宣通肺气、止咳化痰的作用。它主要用于镇咳和治疗急慢性支气管炎、支气管哮喘。尤其对于外感初咳,分推肩胛骨 5 ~10 分钟,一天两次,止咳效果非常明显。分推肩胛骨是治疗咳嗽的克星。

（4）七节骨

位置 位于腰骶正中,第四腰椎至尾骶骨处。第四腰椎非常容易找,就是宝宝腰部最低点。

操作 用拇指或食、中二指面自下向上,或自上向下直推 100~300 次,分别称推上七节骨和推下七节骨。

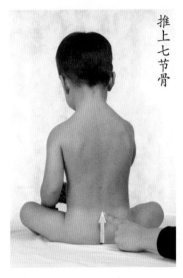
推上七节骨

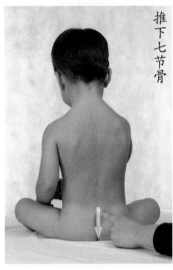
推下七节骨

功效 推上七节骨能温阳止泻，并可以治疗脱肛，临床最好与止腹泻四大手法合用，这样效果更好。推下七节骨能泻热通便，治便秘，临床最好配合通便四大手法。

（5）龟尾

位置 位于尾椎骨末端。

操作 以拇指或食、中指端揉 100~300 次，称揉龟尾。

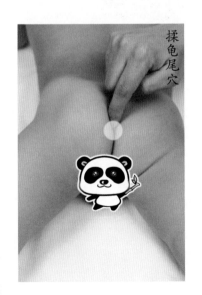
揉龟尾穴

功效 揉龟尾能通调督脉之经气，调理大肠。主治腹泻、便秘、脱肛、遗尿、痢疾等。龟尾穴是一个智能穴，按摩此穴位具有双向调整的作用，所以无论治疗腹泻还是与之相反的便秘，都会取此穴。

（6）肺俞

位置 第三胸椎下，旁开 1.5 寸。取穴技巧即从肩胛骨靠近两臂处沿着肩胛骨上缘往脊椎方向推，推至肩胛骨末端凹陷处就是肺俞。

操作　用两手拇指，或食、中二指端按揉 50~100 次，称按揉肺俞。

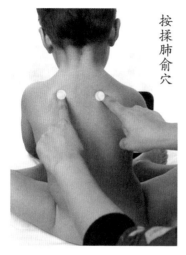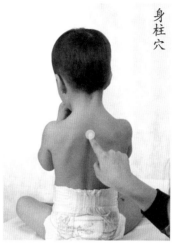

功效　肺俞是很重要的一个穴位，是膀胱经上治疗呼吸系统疾病的要穴。按揉肺俞能宣肺益气、止咳化痰。主治咳喘、痰鸣、胸闷、胸痛、感冒、发热等。按揉肺俞有补肺气的作用，故多用于治疗肺系虚证，也可与其他具有清宣肺气作用的穴位合用，以治疗肺系实证。其中分椎肩胛骨就涵盖了肺俞和风门两个穴位。而两个肺俞中间就是督脉上的身柱穴，灸之可助长益智，对长身高非常有帮助。

● 常用手法：捏脊

位置　脊背。

操作　手法一：捏脊时，两手的拇指指腹与食指、中指、无名指三指的指腹对应用力，捏住小儿脊柱两侧肌肉，拇指在后，另三指在前，三指向前捻动，拇指随之推动，每捏一次，向上推移一点。可从尾骶骨处开始，和缓地向上推移，至项后枕部为止。

手法二：手握空拳，拇指指腹与屈曲的食指桡侧部相对，挟持肌肤。拇指在前，食指在后，拇指向前捻动，食指随之推动，每捏一次，向上推移一点。从尾骶骨处开始，逐渐向项后枕部推移。拇指在前、食指在后多为保健，食指在前、拇指在后多为治疗。建议每天做一次，一次做5~10遍。捏脊的过程中不可捏提一下然后松开，应保持一路紧凑上行。

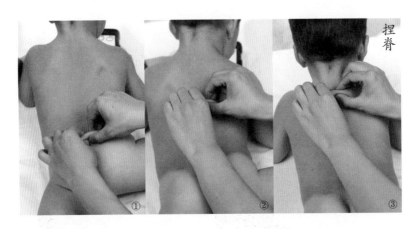

捏脊

①　②　③

功效　易患胃肠疾病的孩子脾胃薄弱，又不知道饥饱，如果吃了过多高能量的食物，如油炸食物、甜腻食物、高蛋白食物，会因不能完全消化、吸收而影响脾胃功能，形成积滞、厌食。消化不良还可能引起腹泻。其他感染性腹泻会演变为脾胃虚弱。这些脾胃疾病都可以用捏脊疗法来治疗。中医有句古话"胃不和则卧不安"。捏脊疗法能调理脾胃，使之正常运转。脾胃功能正常了，孩子就不会有腹胀、腹痛、胃脘饱胀的现象，自然就能够安然入睡了。易患肺系疾病的孩子反复感冒、咳嗽，西医称为免疫功能低下，中医则认为是小儿卫外功能薄弱，阴阳不调。捏脊通过刺激督脉和膀胱经，调和阴阳、健脾理肺，从而达到提高免疫力，减少呼吸系统感染的作用。

通过捏脊来刺激人体脊柱两侧的植物神经干和神经节的发育，还能起到防遗尿、止汗的作用。

● **常用手法：华佗夹脊**

位置　脊背督脉两侧。人体一共有17对华佗夹脊穴，从胸椎第一节到腰椎第五节，左右两侧各一对，离督脉0.5寸宽。

操作　用食、中指指腹从颈部开始沿脊柱两侧往下推，也可以采用边推边揉的方法。推揉时能明显感到是夹着孩子的脊柱在推动。推这个穴位一般宝宝都愿意配合，可以多推一会，从上往下推。作为日常保健可以一天做数次，时间长短以宝宝的 配合度为准。

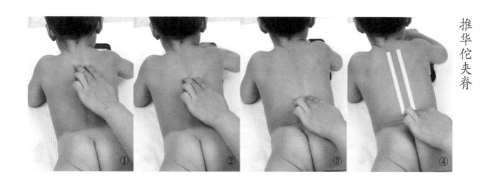

推华佗夹脊 ①②③④

功效　华佗夹脊穴以华佗来命名，足以证明此穴之神效。其下连接人体中枢神经反射点。神经功能发育不全、夜啼、多汗、多动、抽动症、高热惊厥，还有很多疑难杂症都会用到此穴。

● 常用手法：擦脊背工字型

位置　脊背督脉竖线、两侧肺俞和肾俞横向连线。

操作　用按摩油做介质，用掌根或者大小鱼际在宝宝的脊背做快速来回往返摩擦，擦热脊柱，以热透为度。再横擦肩胛骨内侧的两个肺俞穴的连线，另外擦两个肾俞的连线，都是以热透为度。如果天冷，可以隔着衣服擦，这时不需要介质。一个位置擦100下，每天擦背 2~3 次，治疗感冒效果好。

功效　疏通血脉、扶正阳气，治疗感冒、咳嗽、流鼻涕等多种症状。

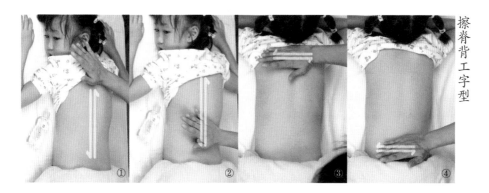

擦脊背工字型 ①②③④

胸腹部常用穴位图

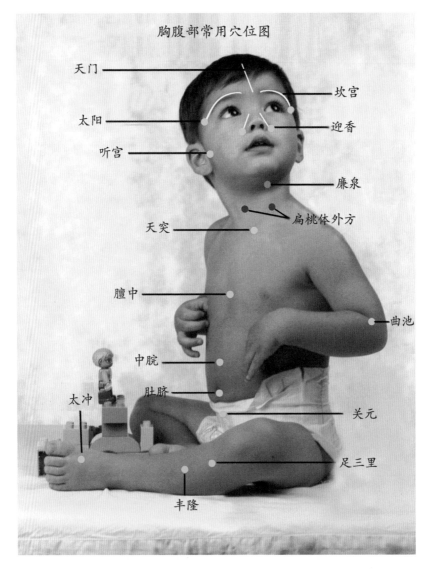

天门 —— 坎宫

太阳 —— 迎香

听宫 —— 廉泉

天突 —— 扁桃体外方

膻中 —— 曲池

太冲 中脘 —— 关元

肚脐 —— 足三里

丰隆

（1）天突

位置 在颈部锁骨窝，胸骨切际上缘正中凹陷中，胸骨上窝中央。

操作 用中指指端按揉天突 3~5 分钟，称为按揉天突。

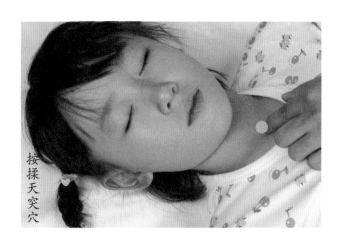

功效 按揉天突可理气化痰、降逆止呕、止咳平喘。主治咳嗽、哮喘、胸中气逆、咯唾脓血、咽喉肿痛等。除了按揉天突穴外，吮痧天突穴 20 秒对于治疗扁桃体炎、咽喉红肿，效果比按揉更好。不过建议再配合吮痧扁桃体外方和天柱骨，每个位置吮痧不低于 20 秒。如果孩子感冒期间声音嘶哑，除按揉天突穴外，可以轻轻地揉扁桃体外方 1~3 分钟，加上按揉廉泉穴 1~3 分钟，每天 1~2 次，坚持三天。在这同时需要忌口，油炸和上火的食物不能让孩子吃。

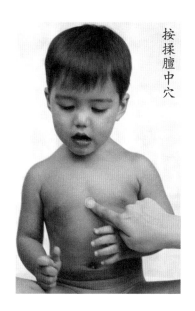

（2）膻中

位置 位于胸骨正中，两乳头连线的中点。

操作 用大拇指自膻中向两侧分推至乳头 100~200 次，叫分推膻中。不过我建议不单从

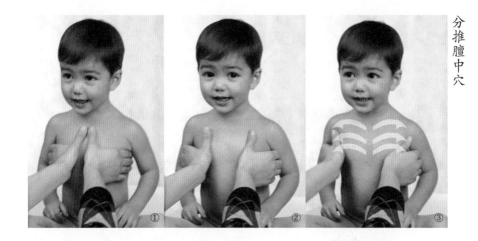

膻中往两侧推，而是将整个前胸分上下，从中间往两侧分推。用大拇指或者食中指指端按揉膻中3～5分钟，称按揉膻中。

功效 膻中为气之要穴，推、揉膻中能宽胸理气。对于治疗内伤久咳、气虚咳、咳喘，尤其是对于中期和久咳特别有效。女性如果按揉膻中穴痛感明显，说明有肝郁气滞的倾向，需要及时处理，否则时间久了容易导致乳腺类炎症或者乳腺疾病。

（3）胁肋

位置 位于侧胸部，从腋下两肋至天枢处。

操作 用两手掌从腋下两肋搓摩至天枢处50~100次，叫搓摩胁肋。

功效 搓摩胁肋，性开而降，可顺气化痰、除胸闷、开积聚。搓摩此穴主治胸闷、肋痛、痰喘气急、疳积、肝脾肿大等症状。小宝宝如果怕痒，建议可以把搓摩胁肋当成游戏来做。把宝宝举在空中，搓摩然后放下，反复几次，宝宝很喜欢，大家可以试试。

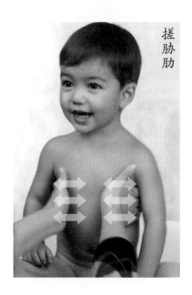

（4）中脘

位置　在上腹部，脐上 4 寸，即胸骨下端剑突与脐连线的中点，简单来说就是胃的中部。

操作　用指端或掌根揉约 2~5 分钟，称揉中脘。从中脘往两边有弧度地分推，从肚脐往两边分推，再从关元往两边分推，合称分推腹阴阳。推 300 次。

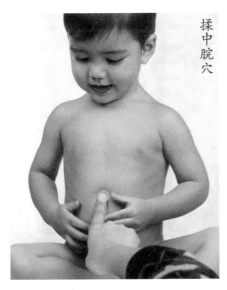
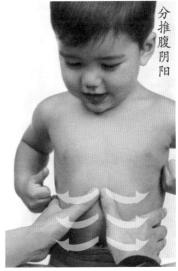

功效　推揉中脘能健脾胃、消食和中。主治泄泻、呕吐、腹痛、腹胀、食欲不振等。对于肠胃感冒、肠胃炎、经期腹泻等症状，揉中脘与分推腹阴阳合用就可缓解。中脘和足三里是后天之本，肚脐及肚脐对面的命门是先天之本，这四个穴位是四大长寿穴。常常温灸这四大穴位，能益寿延年。但是对于女性来说，最好要避开经期灸。对于小孩急性呕吐，揉中脘及足三里就能迅速缓解。如果是上吐下泻、脱水等紧急状况，就需要直接艾灸中脘和足三里。

（5）脐（神阙）

位置　肚脐又称神阙穴，意指元神之门户，经络之枢纽。

操作　用中指端或掌根揉肚脐 300~500 次，叫揉脐。

功效 揉脐能补能泻，补之具有温阳散寒、补益气血，治疗湿寒、脾虚、腹泻、消化不良的作用。泻之可治疗消食导滞、积食、痢疾、伤食等症状。

很多宝宝体检时显示有缺血的问题，我都建议妈妈们多为宝宝揉脐、揉足三里，但凡坚持一段时间的，贫血无不改善。另外，如果小月龄宝宝经常夜啼，有时可能是肠绞痛，妈妈将手搓热，以内劳宫对准肚脐，震颤50次，反复操作3～5次，就可以有效改善。

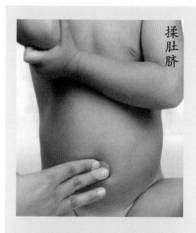

揉肚脐

（6）天枢

位置 在腹中部，肚脐旁开2寸，属足阳明胃经。

操作 用大拇指指腹揉天枢1～3分钟，叫做揉天枢。

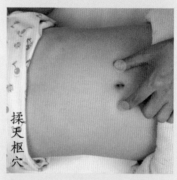

揉天枢穴

功效 揉天枢可疏调大肠、理气消滞。主治便秘、腹胀、腹泻、脐周围痛、腹水、肠麻痹、消化不良、恶心想吐等症。很多妈妈产后腹部大，都希望我推荐一些容易操作的方法来减肥。那么我会首推艾灸天枢配合按摩中脘穴，这样既能健脾除湿，又能减肥，还能补中益气，促进产后恢复。

（7）肚角

位置 位于脐下2寸，旁开2寸的大筋，左右各一穴。

操作 用拇指和食、中两指相对用力拿捏肚角3～5次，叫拿肚角。

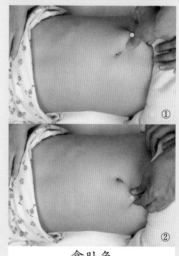

①

②

拿肚角

功效　肚角是止腹痛的要穴。拿捏肚角能理气消滞。主治寒性腹痛、伤食腹痛、腹泻等。拿肚角一般和一窝风合用，效果很棒。

（8）关元（丹田）

位置　下腹部，脐下 3 寸。

操作　用中指端或掌根揉丹田 300~500 次，叫做揉丹田。

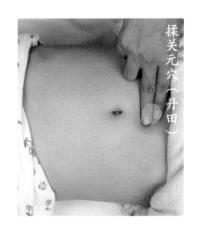

功效　揉丹田具有培肾固本、温补下元、分清别浊的功效对于泌尿系统疾病的治疗效果尤其好。主治尿频、遗尿、哮喘、腹泻、腹痛、脱肛等。艾灸关元穴对于妇科方面的疾病是非常好的治疗之法，还是调理经血的好方法。如果大家身边有不孕不育的朋友可以建议她们多多艾灸关元。它对于温补下元，治疗宫寒不孕症等效果很好。

● 常用手法：摩腹

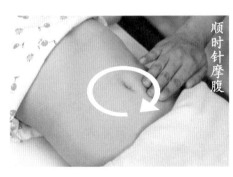

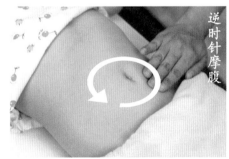

位置　腹部。

操作　以肚脐为圆心，用手掌或者食中指指端顺时针或逆时针方向在宝宝的肚子上缓缓转圈进行按摩，每次 3 ~ 5 分钟，叫摩腹。从中脘往两侧分推，从肚脐往两侧分推，从关元往两侧分推 200~300 次，叫做分推腹阴阳。

功效 摩腹、分推腹阴阳具有健脾和胃、理气消食的作用。顺时针和逆时针摩腹的功效各不相同。宝宝经常便秘，大便干硬、色泽黑，要采用顺时针的手法，每次摩腹 3 ~ 5 分钟，一天 2 ~ 3 次；如果宝宝有腹泻的倾向，大便不成形，每日排便超过 3 次时，要采用逆时针的手法，每次按摩 3 ~ 5 分钟。分推腹阴阳在治疗肠胃炎、上吐下泻方面可以配合揉中脘，效果非常棒。

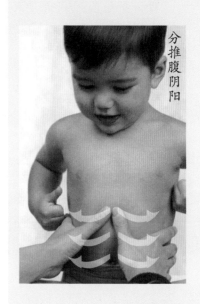

分推腹阴阳

 6 下肢部常用穴位

（1）足三里

位置 外膝眼下 3 寸（4 横指），胫骨旁开 1 寸处。

操作 用拇指指腹按揉足三里 1 ~ 2 分钟，叫做按揉足三里。

功效 按揉足三里能健脾和胃、调中理气、通络导滞。主治腹胀、腹痛、便秘、腹泻等。配合中脘按摩，效果更佳。民间有"常揉足三里，像吃老母鸡"的说法，其实

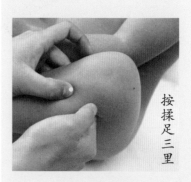

按揉足三里

足三里不单可以用按揉法，艾灸足三里也是非常棒的。如果足三里能进行瘢痕灸，可以延年益寿，它是古代医家推荐的长寿大穴。

（2）丰隆

位置　外脚踝尖上8寸。外膝眼和外踝骨尖连线中点。

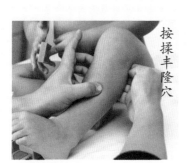
按揉丰隆穴

操作　用拇指指端按揉丰隆1～3分钟，叫做按揉丰隆。

功效　揉丰隆能化痰平喘、和胃气。主治腹胀、痰多、咳嗽、气喘等。

（3）百虫

位置　位于膝上内侧肌肉丰厚处。

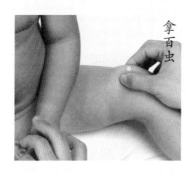
拿百虫

操作　以拇指指腹与食、中指指腹相对用力拿百虫25~50次，叫做拿百虫。以拇指指端按揉百虫1～2分钟，叫做按揉百虫。

功效　百虫是止痒穴，按摩百虫穴能疏通经络、止抽搐。主治四肢抽搐、下肢痿软无力等。治疗宝宝过敏性问题如湿疹、荨麻疹等，我会推荐拿百虫（或者按揉百虫）配合按揉合谷穴。

（4）涌泉

位置　足掌心去掉脚趾，前1/3与后2/3交界处的凹陷中。

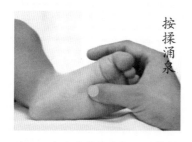
按揉涌泉

操作　用拇指指腹按揉涌泉1～2分钟，叫做按揉涌泉。用小鱼际擦涌泉至热，叫做擦涌泉。从涌泉推向脚跟方向200~300次，

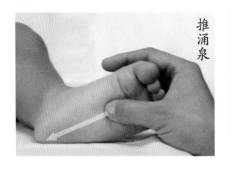

推涌泉

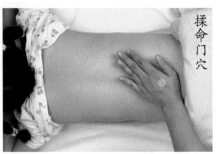

揉命门穴

叫做推涌泉。

功效 揉涌泉和揉命门穴配合是传统的增高法。推涌泉能滋阴退热、引火归元、止吐止泻。主治发热、呕吐、腹泻、惊风、目赤肿痛等。

（5）阴陵泉

位置 与阳陵泉相对，在小腿内侧，胫骨内侧髁后下方凹陷处。胫骨内侧面从下往上推，接近腘窝时推不动的地方即是。

操作 用拇指指腹按揉阴陵泉1～3分钟，叫做按揉阴陵泉。

功效 按揉阴陵泉能清利湿热、健脾理气、益肾调经、通经活络。主治腹胀、泄泻、水肿、黄疸、小便不利或失禁、膝痛。宝宝消化不良，大便不易成形，可多多按揉阴陵泉，治疗过敏引发的湿疹也可以按揉阴陵泉穴。

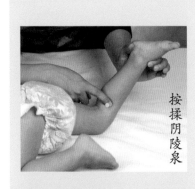

按揉阴陵泉

（6）三阴交

位置 双侧内足踝骨尖上3寸（4横指）。

操作 用拇指或食指指端按揉三阴交1～3分钟，叫做按揉三阴交。

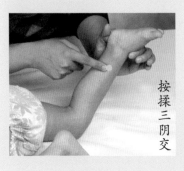

按揉三阴交

功效 按摩三阴交可以活血通络、清湿利热、利尿通淋。主治遗尿、尿潴留、小便频繁、涩痛不利、下肢麻痹、惊风、消化不良等症状。宝宝有时会出现尿痛、尿不尽等泌尿系统问题，多揉三阴交效果超棒。另外，针对湿疹宝宝也可以选择按揉此穴。妈妈们也需要多揉、多敲、多艾灸三阴交，可以美容保健。三阴交是治疗妇科病的大穴。

（7）太溪

位置 在足内侧，内踝骨和后筋中间的凹陷处。

操作 用大拇指指腹按揉太溪 1 ~ 2 分钟，叫做按揉太溪。

功效 主治头痛目眩、咽喉肿痛、牙痛、耳聋、耳鸣、咳嗽、气喘、胸痛咳血、小便频数、内踝肿痛。太溪穴是足诊三脉"决生死，处百病"三大独特要穴之一，是全身的大补穴。大家都知道足三里穴是强身大穴，与太溪穴相比，足三里穴偏重于补后天，太溪穴偏重于补先天。宝宝腺样体肥大、扁桃体肿大、中耳炎都可以选择按揉太溪穴。

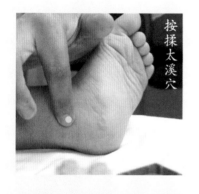

按揉太溪穴

（8）太冲

位置 位于足背侧，大脚趾和二脚趾中间的凹陷处。

操作 用拇指指腹按压或绿豆粒点按该穴 2 ~ 3 分钟。注意按压力度可稍大，以有酸胀痛感为佳。往二脚趾骨方向按揉，使伴有胀痛感，然后往脚趾方向捋几下，反复上述动作。

功效 太冲是人体足厥阴肝经上的重要穴道之一。主治头痛、眩晕、疝气、月经不调、胁痛、腹胀、目赤肿痛。现代人容易

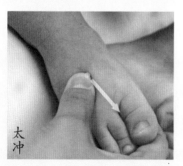

太冲

生气、胸闷，按揉太冲穴，会发现酸胀感明显，然后往大脚趾和二脚趾的指缝推，可以帮助我们疏肝理气，所以太冲是有名的"消气穴"。

（9）承山

位置　微微施力跷起脚尖，小腿后侧肌肉浮起的尾端即为承山穴。取穴时应采用俯卧的姿势。承山穴位于人体的小腿后面正中间，当伸直小腿或足跟上提时，腓肠肌肌腹下出现的尖角凹陷处即是。

操作　用拇指指腹按揉承山1～2分钟，叫做按揉承山。用拇指和食、中指相对拿揉承山25~50次，叫做拿承山。

功效　按摩承山可以镇惊止痉。主治惊风、下肢抽搐等。当宝宝肠绞痛、肠痉挛时，承山穴往往也会呈现紧张的收缩状态，多拿揉、按摩承山穴，直至放松，对于缓解腹痛效果非常好。

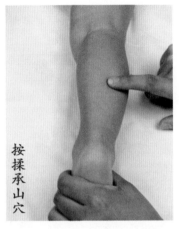

按揉承山穴

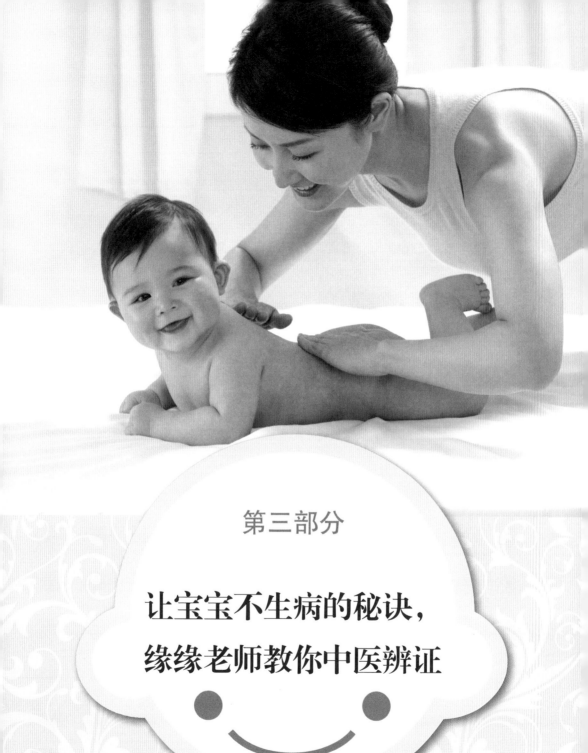

第三部分

让宝宝不生病的秘诀，
缘缘老师教你中医辨证

中医辨证是指通过望、闻、问、切来判别疾病、探求病因、确定病位、预测疾病发展趋势的一种诊断方法。中医辨证很重要，而且很多辨证也没那么难。没有这方面经验的妈妈，在把握孩子生病的前兆方面，往往因为缺乏这方面的知识，而让宝宝白白遭了很多罪。其实如果能做到眼尖、手勤，就可以让孩子少生病、少遭罪。下面就教给大家几招中医辨证的方法。

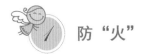 防"火"

作为一名宝妈，防"火"意识要强。发现"火"苗，要及时熄灭，避免后患。宝宝属"纯阳之体"，生命力旺盛，新陈代谢快，生长发育迅速，容易出现阴阳失衡，阳盛火旺即"上火"。所以，这里的"火"，指的就是小孩子容易上的内火。

星星之火可以燎原，但燎原之前往往有小火苗出现。在火势微小的时候救火肯定比火势难以控制时再干预要容易得多。所以，妈妈要注意观察孩子的几个关键地方：

（1）肛门。宝宝的肛门正常时是粉红色的，肠内有热时，就会呈现红色。颜色越深，说明内火越大，往往大肠积热，会导致肺火旺，如果不处理，久而久之容易便秘、流鼻血、发湿疹，更给病邪有了可乘之机，一旦受外感就会导致上呼吸道疾病。

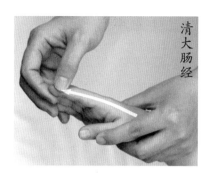

按摩手法：针对大肠积热的按摩手法其实也比较简单，就是清大肠经，在食指外侧面，从指根推向指尖。另外，如果能配合上饮食调理就更事半功倍了。

比如可以给孩子吃些祛火的蔬菜或水果，如西红柿、白菜心、甘蔗汁，或是喝点淡竹叶水、淡藤茶。还可以用原汁机给宝宝榨蔬果汁，比如用梨、白萝卜、藕作为原材料做成混合蔬果汁。如果希望口感更好，可以滴上蜂蜜，孩子喝了就很有效。总之，一定要是孩子喜欢的、能接受的，但不要太寒的食物。1岁以内的孩子在饮用蔬果汁的时候需要稀释，蜂蜜的选择也需要谨慎一些。

另外，上火期间，一定记住不要让孩子吃得过饱，尤其是热量高的食物，尽量不吃，汉堡包、炸薯条、比萨（比萨上面的奶酪最不容易消化，又容易积食上火）这类快餐更是要禁止。

（2）眼角。如果眼角眼屎多，说明孩子有肝火了。这时孩子往往睡不好，还容易烦躁、发脾气。

按摩手法：清肝经300次，清天河水300次，如果宝宝脾气特别不好，可以加上按揉太冲，并推向脚趾尖。

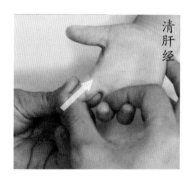

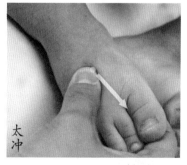

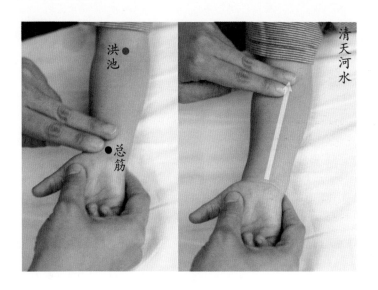

洪池

●总筋

清天河水

饮食调理：可以给孩子榨些芹菜汁，或者用芹菜煮粥喝，或者将新鲜的芹菜混合其他蔬菜做成蔬菜色拉。

（3）舌头。小孩子的舌尖、舌边若是发红，加上小便量少、色黄、气味大说明有心火。这时孩子通常白天很兴奋，晚上爱折腾，睡不好觉。

按摩手法：清心经300次，清天河水300次，清小肠经300次。一定多给孩子喝水，千万不能用喝饮料替代喝水。

饮食调理：祛心火的食物有很多，比如赶上夏天，可以买鲜莲子，剥了直接

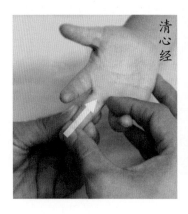

清心经

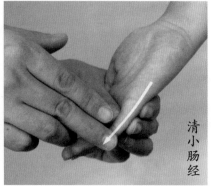

清小肠经

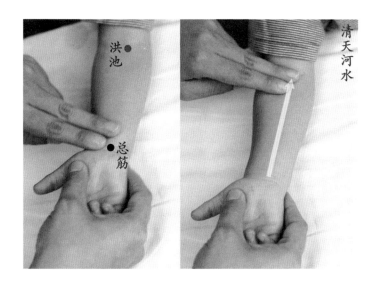

给孩子吃。或者用莲子和银耳煲汤喝，莲子大枣粥也是不错的选择。另外，味道略苦的蔬菜可以多吃些，如生菜、豆苗、油麦菜等。

（4）嘴角和口气。仔细观察，有些孩子经常口角有"白茬儿"。如果伴随唇红或者口臭或者舌苔发黄说明宝宝积食生火、脾胃有热。

按摩手法：清胃经300次，清天河水200~300次，掐四横纹（四缝）10~20遍，揉板门1~2分钟，运内八卦300次。

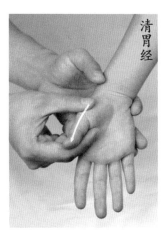
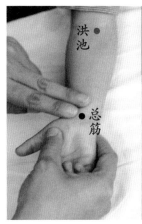
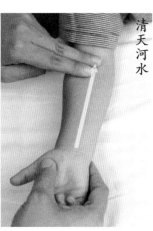

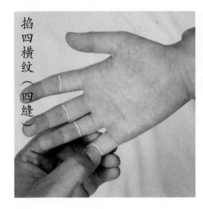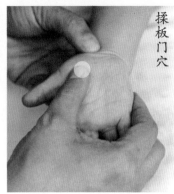

掐四横纹（四缝）

揉板门穴

雨欣小时候有一次去爷爷家里玩，零食、蛋糕吃多了，口臭严重、舌苔黄。我当时就用这套手法按摩了十几分钟，两个小时后她的口臭基本消失。

出现这种情况如果不及时处理，孩子很快就会给你颜色看。最容易引发的症状就是咳嗽痰多。

（5）大便。每次孩子大便时，家长都应观察孩子是否便得轻松、顺利，孩子表情如何。如果孩子很痛苦、很费力才便出来，大便色深、一粒一粒的，这也是大肠积热的表现，要多清大肠经。如果大便很粗、颜色黄，表明胃火旺，要多清胃经。另外，尽量让孩子脾胃休息一下，少吃一顿饭，给孩子空空胃，或者吃得清淡些，喝点小米粥、百合粥。荸荠煮水或榨汁，也可以消食去火。

（6）手心。牵着孩子小手时，要经常摸摸孩子手心儿，如果是凉凉的、潮潮的，那就可以放心了。如果是干热干热的，晚上睡觉还不踏实，则是阴虚火旺，到了晚上还有可能会干咳。这样的孩子，不能用寒性大祛火的食物，如果伤着了，反而更难办。一般可以用滋阴清热的手法：按揉内劳宫穴1~2分钟，推涌泉穴200~300次。

日常保健时坚持给宝宝捏捏脊，搓搓手脚心，都是不错的办法。雨欣现在 7岁了，从来没有去过医院，也没有吃过药。孩子大部分的常见问题，只需小儿推拿就可解决。

我有一个学生的宝宝叫甜甜，甜甜小时候经常扁桃体发炎，最严重的时候每周都要打点滴。儿童医院的医生都说实在没办法了，告诉她抗生素压不住孩子的扁桃体炎，建议她去学习小儿推拿。学习一年多后，甜甜妈妈告诉我，甜甜再也没有用过抗生素。她的绝招就是 "防火"工程做得非常到位。比如，甜甜如果因为上火，嗓子有点红，或者嗓子听起来有点哑，她就立刻给孩子做吮痧，几口下来，孩子再睡一觉，多喝点水，第二天什么事都没有。这和以前频繁跑医院形成了鲜明对比。

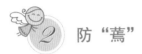 防"蔫"

小孩子发烧感冒或生病之前，往往都有先兆。如果能及时处理，让孩子多喝点热水，多休息，少看电视，少吃零食，饮食清淡、合理减量，很快就会转危为安，或是减轻症状。如果宝宝像霜打了的花一样，蔫拉了，不爱说话了，或是莫名的烦躁不安、耍赖，都是身体不适的表现。小孩子不会表达，可是大人得从他们的身体语言里看出来。

有一次，雨欣早上起床后就非常不对劲，浑身无力、没精打采。一整天都蔫蔫的，晚上早早就睡了。第二天她起来还是没力气，起床没多久，就开始拉肚子，拉的都是黄水，我立马想到了急性肠炎。还好前一天除了粥没给雨欣吃过其他的，她的肠胃得到过休息。之后，我马上用推拿手法给她调理，主要是艾灸中脘穴和肚脐，40分钟后雨欣像是充电了，精神状态也好起来了，原本可能事态严重的肠炎全好了，第二天就高兴地去上学了。

另外，从是否"蔫了"来判断。比如孩子发烧，我们就观察他的精神状态，如果他该玩就玩，该吃就吃，没什么不高兴的，那就问题不大。用这个尺子来判断幼儿急疹最有效。幼儿急疹，发烧温度高，反复三天才能烧退出疹，一周后会自愈。这时抗生素、退烧药通通没有用，好在，通常幼儿急疹发病时除了高烧没有其他症状，大部分时间孩子精神还不错，妈妈们可以用退烧的手法帮孩子缓解不适。

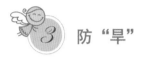 防"旱"

我们夸一个孩子时，常说这孩子水灵灵的，真惹人喜爱。事实也是这样，因为孩子体内含水量比成人多，身体内大约 75% 都是水。而且孩子体积总量小，要是缺一点儿水，也是不小的百分比了。所以，一般孩子生病，缺水是一个重要原因，也就是说，孩子在该喝水的时候，没有及时喝。

一般早晨起来，孩子要喝些温水，喝点稀粥，上午还要吃水果。白天出去玩，也要随身带着水，最多隔半个小时就要喝一次水。晚上睡前尽量不要多喝水，小孩子膀胱小，喝太多水就睡不好觉了。但是睡前一个小时要喝水，这样可以把下焦的很多毒素在睡前排出去。

"不要等渴了再去喝水"，这是妈妈从孩子小时候就要教给孩子的喝水原则，会让他受用一辈子。因为身体有了足够的水，才能正常运转，不会出毛病。

每天雨欣睡觉前，我都给她捏脊，而捏脊前，我会把手搭在孩子脑后，从大椎顺着脊柱一直往下摸整个后背。如果发现哪一处温度比别处高，比如后背上半区肩胛骨内侧较高的位置很热，就表明孩子肺内有热，因为这里对应的是肺。这时就要想办法把肺的热邪祛了。还要顺便看看是不是大便干了，肺和大肠相表里，肺有热，也会传导到大肠。要是干，就得泻泻，吃点百合粥、凉拌莴笋丝，或是空腹喝点香油冰糖水也行。按摩手法相应的有清肺经 300 次，清大肠经 300 次，按揉合谷穴 1~2 分钟。要是后背中间区域和我们胃脘的正背面偏热，可能表明积食生火，因为那是脾胃消化功能反射区。可以清胃经 300 次，掐四缝穴 10~20 遍并清天河水 200~300 次。如果摸到后背腰部区域发凉，可能表明下焦受寒或者先天肾虚，因为那里是肾部反射区。可以多用双手搓热按摩，用温热肾俞的办法来改善。总之捏脊之前给孩子的抚摸放松过程都是很好的观察时机。

看到上面的提醒，不知道妈妈们会觉不会觉得很辛苦？要学的东西好多呀，难道真要这样面面俱到地照顾宝宝，观察宝宝的吃喝拉撒睡？其实，这点辛苦是值得的，因为这总比宝宝真生病时的担心和煎熬要轻松得多。妈妈们的身份和职责决定了我们能观察到孩子的这些表现，能把宝宝的疾病消灭在萌芽状态。如果能做到上面这些，我相信无论是对孩子，还是对大人，都是令人身心愉悦的。因为这些方法不但能防病，还能增进亲子之间的感情。

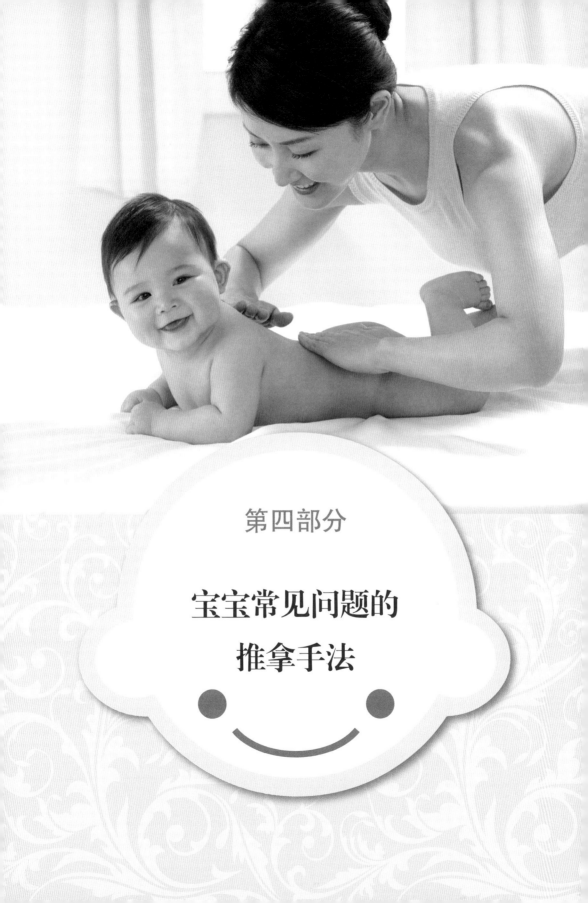

第四部分

宝宝常见问题的

推拿手法

让宝宝爱上吃饭的推拿

如果宝宝不爱吃饭，全家都着急。特别是家里的长辈，最看不得孩子饿肚子。

这时找到宝宝不爱吃饭的原因，是解决问题的根本办法。我记得有一年在义乌讲课时，有一位来学习的爸爸给我印象很深。他算是绝对的超级奶爸，不但人帅，还能做一手好菜，但让他着急的是，他家的宝宝对此并不买账，面对一桌子色香味俱全的饭菜，宝宝根本不为所动。他一脸茫然地问我该怎么办。我问他看过孩子舌苔没有，舌苔中间是否白厚呢。他说看过了是很白厚。我说这说明孩子积食了，所以吃不下。可是他还在那边纠结地说："老师呀，我做的饭菜色香味俱全呀……"

面对如此可爱的奶爸，我耐心地解释，积食是脾胃虚、运化能力差造成的乳食内停。就像人吃饱饭后，即便看到满桌的佳肴也会感到索然无味的，所以此时孩子即便看到美味佳肴也不想吃并不奇怪。

孩子不吃饭，每个家庭的应对方法各异。最常见的是追着喂：用连哄带骗的方法，用一个小时左右才能喂完一餐饭。孩子不主动吃，那么大人就主动喂。对于2岁多的孩子来说，这已经不是一个值得提倡的方法了。不好的饮食习惯一旦形成，改起来会非常麻烦。

很多妈妈知道这个习惯不好。孩子不吃不要硬塞，那么就让孩子饿肚子好了，饿了自然就会吃了。可是这个方法也常常让人碰壁。我就常常听到一些妈妈跟我讲，她们的孩子就像是神仙一般，几天不吃饭，照常玩耍，妈妈不给吃的，宝宝也不会叫饿。最后她不得不妥协，继续喂饭，总不能让宝宝饿坏了吧。

　　我的建议是，依照古训"欲要小儿安，常带三分饥和寒"，按三分寒、七分饱的原则来喂养。舍得孩子饿肚子，舍得孩子吃得简单、清淡，舍得让孩子少吃没有营养的零食。

　　孩子不吃饭，主要是孩子脾胃功能差，运化能力不足，所以我们在喂养时一定要了解这个特点。我们都知道雇佣童工犯法，但让孩子大吃大喝，吃大鱼大肉，其实就是让一个童工完成一个成年人的工作量。再加上我们舍不得让孩子冷到、累到，常常没有足够的消耗和运动来处理掉过多的能量，久而久之孩子的脾胃就罢工了。这道理很简单，既然无法完成需要消化的任务额，索性脾胃就耍赖不干活了。其实在孩子脾胃罢工前，会出现夜里磨牙、吞口水的现象，这往往都是积食的前兆。

　　理解孩子脾胃的运化能力有限，也就理解了孩子不吃饭的原因，我们就来看看应对之法：除了让孩子饿肚子外，更有效的按摩手法都有哪些。

　　第一个方法就是掐四缝穴（掐四横纹）。两只手都掐10~20遍，看到颜色深的静脉血管，要多用掐法刺激，不过也不需要用力过猛，这会导致孩子畏惧怕痛，如果孩子不配合就麻烦了。

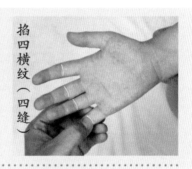

掐四横纹（四缝）

　　第二个方法就是揉板门2分钟，运内八卦300次。这两个手法配合效果非常不错，孩子都喜欢。运内八卦时最好用爽身粉或者润肤露等按摩介质。手法力度一定要轻柔，使手掌内侧面有酥痒感最好。

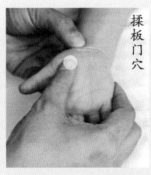

揉板门穴

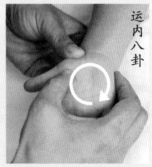

运内八卦

第三个方法就是坚持捏脊10遍，三捏一提3遍。这套手法能有效调和五脏六腑，提高免疫力、提升胃口，其中平衡阴阳效果最好。

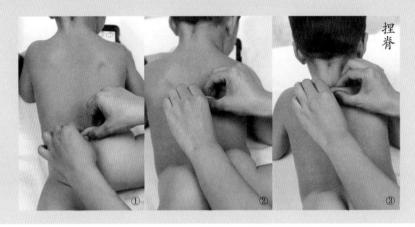

捏脊

① ② ③

基本手法对症1~2天，孩子舌苔就会明显变薄。这表明孩子积食情况有所缓解，脾胃的饥饿感会上升，很多孩子会主动吃饭。这时，可别着急喂孩子大鱼大肉，一定要让他吃清淡易消化的食物，比如菜粥、杂粮粥、面汤、素馄饨，这使孩子既有饱足感，又容易消化。如果坚持几天，孩子舌苔也会变得粉红、薄白，那时可以适量增加些营养。菜肉比例仍然以7:3为主，即菜多肉少。

有不少人会担心这样孩子会营养不够，不过我可以举两个例子帮大家打消这个疑虑。

我的学生红梅的孩子3岁多时哮喘得很厉害，她非常焦虑。因为生病，孩子成了药罐子，每天吃的药比饭还多。学习小儿推拿后，她先让孩子忌口，3个月里面吃肉的量有限，每天就是青菜、萝卜和土豆。刚开始她心里不忍，但是坚持了几个月，孩子脸色开始白里透红，体重也增加了几斤，连幼儿园的老师都夸宝宝吃饭变好了，而且学习各方面表现也越来越棒。

另一个是我西安的学生樊莹。她家儿子2岁多，总是"地图舌"，吃不好饭，她很头痛。她每天喂养很精心，荤素搭配都很科学，但孩子还是不爱吃饭。本来她学习后，打算好好给孩子按摩调理的，结果她生了一场大病，只能把孩子送乡下的外公外婆家。乡下有干农活的习惯，每天饮食也简单。一天就两顿饭，早上9点一顿，下午4点一顿，一周只吃一次肉，水果就是苹果，营养配搭远没有樊莹那么讲究。可就在一个月后，樊莹来接宝宝的时候却意外地发现孩子的"地图舌"全好了，还胖了2斤。

所以，饮食清淡不等于营养不全。看了上面两个案例，大家还担心孩子饮食清淡会营养不良吗？

另外值得注意的是，宝宝晚饭不要吃得太晚。有的家里要7点多才吃晚饭，孩子吃得太饱，没来得及消化就去睡觉了，或者睡觉前再来一瓶奶。第二天细心的妈妈就会闻见孩子嘴巴里酸酸的、臭臭的，这就是没有消化。

有一次上幼儿园的雨欣春游回来感到又累又饿，想早点睡觉。我不想雨欣饿着肚子睡觉，所以很快准备好晚饭，而且那天我看雨欣特别累，一心软，就主动给她喂饭吃，那天雨欣的饭量比平时要大很多。我当时也没细想，吃完饭，雨欣直接去睡觉了。第二天起床后，我感觉她明显有口气，早饭吃得也不是很痛快。结果在幼儿园上午活动的时候雨欣就吐了，还好幼儿园的老师是我学生，她简单处理了一下，一天没大碍了。不过反省一下，这里面就有教训要吸取了。

 帮助宝宝长高的推拿

"哪些按摩能让孩子长得更高呢？我老公个子不高，我好担心儿子身高随爸爸！""我的孩子又瘦又小，怎么能让他更壮点呢？"……类似这样的问题，我被问过很多次。那么，有没有什么按摩手法能让孩子长得更高呢？

从中医来讲，孩子身高发育多少都会受到遗传的影响，但生活中，仍有不少例外，有很多孩子的身高发育远超过父母亲。

除了遗传外，我总结有三个因素会影响到孩子身高的发育。

第一，睡得好。睡眠质量好的孩子容易长得高。

首先，肾主骨生髓。很多跟肾相关的穴位能补肾壮骨，而睡眠特别养肾壮骨。所以，能让孩子睡得好绝对是首选。那么推荐两个穴位——涌泉穴和命门穴，它们是传统的增高配穴，这两个穴位对孩子的睡眠特别有好处。比如孩子睡觉时脚心热，通常睡眠就容易浅，睡不深、爱翻滚。此时推涌泉效果最佳，可以引火归元。另外，如果孩子睡眠中总是尿床也会导致睡眠变差，而命门穴就有治疗遗尿的作用。双手搓热温热命门穴或者温灸命门穴效果都不错。

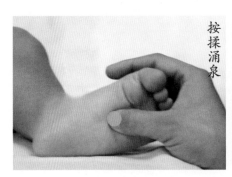

按揉涌泉

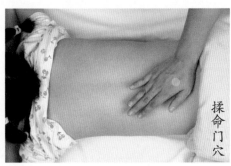

揉命门穴

第二，吸收好。吸收好的孩子容易长得高。

孩子如果吸收不好，会导致营养跟不上，身高发育自然会受到影响。我们小的时候，物质还是很匮乏，常听到长辈们讲到谁谁家的孩子就是小时候一直吃不饱，所以个子没长高，找工作、娶媳妇都很难。那个吃不饱的年代好像离我们越来越远了，可惜的是安全、绿色的食品也离我们越来越远了。现在很多错误的育儿理念，很多都是因为家长被广告洗脑，加上小时候吃不到、吃不饱的阴影影响着我们或者我们的长辈，所以在物质上大家也是竭尽所能地让孩子不缺乏。于是过度喂养反而成了一个非常明显的现象。小宝宝的"奶胖"非常惹人喜爱，但如果饮食不合理，一旦变成肥胖儿，必将成为一件让我们烦心的事情。

上一节我们提到了让宝宝爱上吃饭的推拿手法。需要补充的是，如果孩子吃很多，但总是不吸收，怎么办？

提高孩子吸收功能有两个手法：揉脐（神阙）1~3分钟。神阙这个穴位非常神奇，按摩它可以缓解孩子消化不良、腹泻、肠痉挛，对缓解腹胀气也有非常好的效果。另外就是按揉足三里的手法。它也能提高孩子的免疫力，增强脾胃吸收功能，补气补血，对于贫血、缺乏维生素的孩子我都会推荐多按摩此穴。

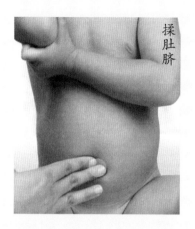

揉肚脐

第三，运动好。弹跳好的孩子容易长得高。

现在的孩子们比我们小时候幸福，吃得、喝得、穿得都比我们小时候好。不过说到玩，好像还是我们小时候玩得更尽兴。那时没有那么多游乐场，也没有奢侈的旅游出行活动，但我们有的是一群小伙伴，可以在房前屋后玩耍和奔跑。现在回想起来都会有很多童年玩耍时的画面浮现在眼前。

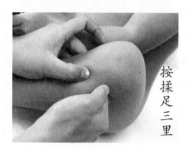

按揉足三里

所以，如何让孩子动得好、动得足够也是家长非常重要的必修课。

运动，尤其是弹跳运动，对孩子的骨骼有特别充分的刺激，会激发孩子骨骼的发育。所以，多带着孩子做各种有意思的弹跳运动吧。

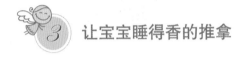

3 让宝宝睡得香的推拿

孩子的生理特点有着鲜明的个性，心常有余、肾常虚、脾常不足，在这几种因素影响下，很多宝宝都出现过睡不好的问题。睡不好的孩子还容易恶性循环，有的孩子日夜颠倒，有的孩子会反复哭闹，心神不安，真苦了妈妈们。

因为宝宝小，不会表达，所以只要不舒服就只会用哭闹作为提示，让妈妈们不知所措。到底如何按摩能让孩子们睡个好觉呢？

我教过一个学生，那时她宝宝快 3 个月了。可怜的是，这孩子从出生开始就不停地哭，哭累了才睡一会，醒了继续哭，哭得饿了就吃一会儿，吃完又继续哭。她们也带着宝宝跑遍了医院，所有的检查都无法查明宝宝哭闹的原因。大部分医生都说这是新生儿肠绞痛，没什么好办法，只能等孩子长大，慢慢就会好的。可是这样的盼望和等待一直没有如医生讲得那样来到。直到她来学习小儿推拿，我教了她一个手法，没想到回家以后她试了一下，立竿见影，这孩子一下子不哭了，全家人乐坏了。

这个手法就是把双手搓热，然后用单掌掌心空心对齐孩子的肚脐，做上下或者左右的震颤，直至手温度降低，反复 5~10 次。这个简单的动作几个回合下来，孩子放屁的声音像放爆竹一样，噼里啪啦、砰砰砰，之后孩子的哭声戛然而止。她们说真是太神奇了，没想到孩子哭闹了几个月，用这一个手法就改善了。

之后一周，我又教她用推揉华佗夹脊穴来保健。再后来我了解到这个孩子每天晚上睡觉基本都能一觉到天亮。全家人别提多开心了，孩子舒服了，大人也不那么焦虑了，全家的气氛也好多了。

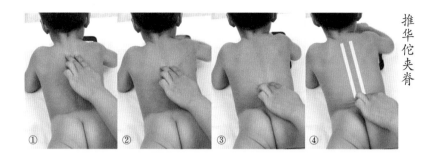

推华佗夹脊

① ② ③ ④

另外，保健手法中，针对 6 个月以后的宝宝可以坚持每天给他捏脊 3~5 遍，这对于孩子的睡眠、消化和免疫力都非常有帮助。帮孩子捏脊后，轻抚脊柱 100 次左右，大部分孩子都会睡着，而且睡得还特别香。

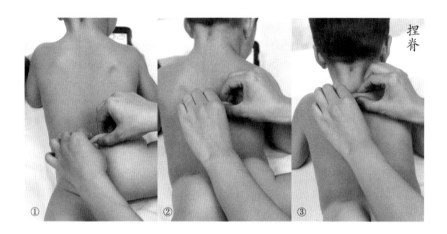

捏脊

① ② ③

让宝宝双眸明亮的推拿

我告诉雨欣有一个按摩手法可以让她的眼睛又大又亮，她听了后经常跟我说"妈妈给我按按那个能美容的穴位吧"。

这个手法就是轻抚眼球，手法力度非常柔和。3~5分钟按摩下来就能缓解眼周肌肉疲劳导致的视力减退，还能促进视觉神经发育，改善发育中的远视、斜视、散光等问题。

轻抚上眼球，轻抚下眼球，轻抚全眼球，三个步骤反复做15~20遍，如果孩子喜欢也可以适度增加次数，按摩时最好用点安全、无刺激的按摩介质。

动作要领：

轻抚上眼球时，可以摸到眼球及上眼内框。

轻抚下眼球时，能摸到下眼内框。

轻抚全眼球时，只摸眼球，不触及眼眶。

注意轻抚的力度和擦眼泪的感觉差不多。

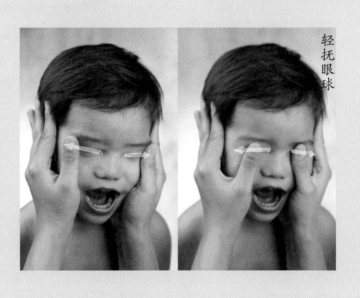

轻抚眼球

轻抚的同时也要照顾孩子的舒适度，可以询问宝宝是否喜欢这样的力度。

我在给雨欣做的时候，一轮手法下来，往往雨欣就香香地睡着了，尤其在她看书、写字、看电视用眼时间长的情况下，我会特别给她做这套按摩手法。如果雨欣没睡着，我会特别提醒她睁开眼睛看一看，问她是否感觉周围的环境更加明亮了，同时我也会夸她的眼睛看起来更漂亮、更有神了。孩子总是喜欢被夸赞和鼓励。

另外，小时候我们在学校里面常做的眼保健操也是一套非常科学的眼部保健按摩。如果做妈妈的有心，可以回忆一下手法要领，并坚持给孩子按摩，非常有助于孩子的眼部健康。

5 改善宝宝汗多的推拿

宝宝睡觉时一头汗是很常见的，很多人认为这很正常。有些妈妈不放心，带孩子去医院检查，但医生一般也就是让给宝宝补钙。实际上，补钙治疗多汗效果非常差，大部分宝宝汗照样流。有的严重的一个晚上会湿掉十多条汗巾，有的孩子出汗面积广，则需要换一套睡衣。大人累，也会打扰孩子的休息。

到底哪里出了问题？

孩子多汗跟体虚有很大的关系。雨欣出生时 7 斤 7 两，到 6 个月时就已经20 斤了，两只小腿胖嘟嘟的全是肉，特别可爱。雨欣小时候睡觉时很少出汗，即便是夏日炎炎，最多微微出一点细汗。我印象深的几次多汗都是出现在她生病期间或者病后痊愈期。那时正是孩子体质虚的时候，跟气温没关系。对于多汗，我的应对方法非常简单：

补脾经、补肺经、补肾经、揉肾顶各 300~500 次，单手就可以，一般以左手为主。

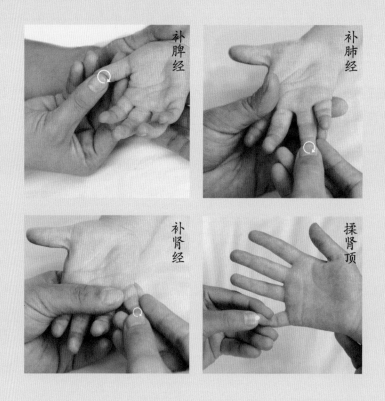

补脾经

补肺经

补肾经

揉肾顶

这套手法简单有效，对于治疗雨欣的多汗症状通常 2~3 天就能见效。如果第一次使用这套手法，要坚持 5~7 天，如果汗收了基本就可以停了，所以坚持起来也不太累。

另外，小月龄宝宝神经发育不完善，也容易多汗，我建议捏脊或者配合推华佗夹脊穴，效果会更好。

6 让宝宝不再讲梦话的推拿

　　孩子睡不好觉，有时是肠胃不适，有时则是白天太兴奋。孩子牙牙学语，刚刚会讲话的时候是最可爱的，但是半夜又常常一边说梦话一边哭闹，让我们做父母的无比烦恼。我就曾经遇到过类似的烦恼。日有所思，夜有所梦。雨欣2岁多时，经常半夜哭醒，嘴里念念有词，一会儿"我的棒棒糖"，一会儿"我的美羊羊"，一会儿"我的蛋糕呢，那是我的蛋糕"……没有经验的我还真的去给雨欣找她的棒棒糖和她的美羊羊，但是小家伙根本不理会妈妈找来的玩具，还是闭着眼睛委屈地哭着喊，后来才知道原来她是做"噩梦"了。我只能把她从梦境中叫醒，但她醒来后我又无比困倦，所以我又迫不及待地再次哄她入睡。有时她一个晚上会折腾好几回，那几天可把我累惨了。那时虽然走过一点弯路，但最后也摸索到一些方法，可以分享给爸爸妈妈们。

　　为此我找出来一个穴位，是成人失眠多梦可以用的一个穴位，叫做神门穴。如果大家容易多梦、坐卧不安，甚至神经官能症，都能用它。

　　给孩子用这个穴位的时候，有个技巧可以分享给大家。神门穴在一根筋上，平时按揉这个穴位时，你会感到筋很柔软，但人们做梦的时候，筋则会变得非常的紧绷。如果按摩一会儿，这个筋就会放松，一旦松开了，孩子梦话就会戛然而止。我在雨欣身上用过，屡试不爽。

按揉神门穴

按摩时孩子有可能不配合，会推开你的手，我建议大家坚持住，不要轻易放手，你想反正孩子已经在哭了，就不怕你按摩这一会儿了。雨欣那时推开我的手，我就抓她另一只手来按摩，基本1~2分钟就能搞定她的哭闹。

这个穴位也可以提前按摩以预防孩子梦中哭闹。比如白天宝宝玩得特别累，或者特别兴奋，入睡的时候你就可以提前先帮她按摩神门穴，最好再配上揉总筋穴和掐揉小天心。

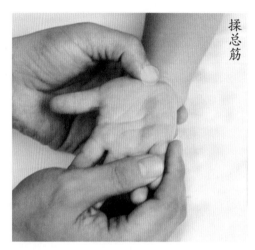

揉总筋

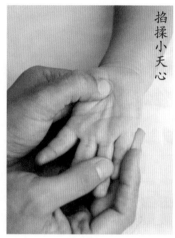

掐揉小天心

 7 改善宝宝频繁尿床的推拿

宝宝多大了才能不尿床？其实每个宝宝发育的节奏还是有很大差异的。3岁以内的孩子有尿床行为一般都是正常的。尤其我们的宝宝很多是带着纸尿裤长大的一代。所以，这方面发育显然要缓慢一些。小时候我们尿湿了，屁股会凉，会不舒服，会通过哭闹来提示父母，父母不得不给我们换洗被褥和衣服。在一段时间尿床后，冰冷的刺激加上父母的训练，不少宝宝就可以不尿床了。反观我们的宝宝，睡着了有尿不湿，尿湿了也不难受，也不会哭闹，做父母的省心了，可以睡个安稳觉，可是孩子得到的刺激和训练少了。所以，孩子的大脑对于排尿中枢反射的回路建立得特别慢，以至于有的宝宝到了四五岁还带着纸尿裤睡觉。

所以，对于这个问题大家需要辩证地去看，看到孩子三四岁了还尿床不要一味地焦虑、恐慌。

从中医理论来看，肾主二阴，也就是肾统管孩子的大小便。雨欣2岁多要入托班的时候，大小便白天都不能自理，每次都是尿湿了、拉完了才跟我讲，无论我怎么教她，她完全没有主动提前如厕的意思。这让我也苦恼了一阵子，后来我用艾灸肚脐和关元穴的方法每天给她各做半小时，特别神奇的是，2天后雨欣突然开窍了。

除了上述情况，遗尿也常常发生在体质虚弱的孩子身上。有的宝宝因为长期吃抗生素或者抗过敏药物，还有一部分是遗传的原因，这些都可能导致孩子遗尿。

如果能从补益肾精、温阳补气的角度入手对孩子进行调理，则能取到不错的效果。

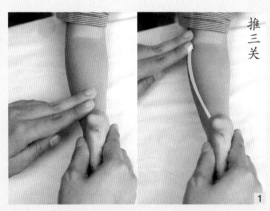

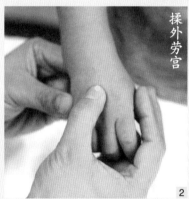

1 推三关300~500次。用大拇指或食指、中指推前　臂靠大拇指一侧的直线，自腕推向肘。

2 揉外劳宫2~3分钟。用中指指端揉掌背处的外劳宫。

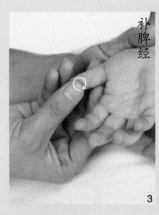

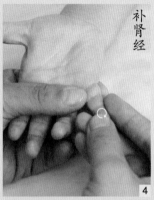

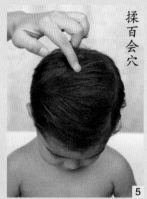

3 补脾经300次。顺时针方向旋推拇指指腹。

4 补肾经300次。顺时针方向旋推小指的指腹。

5 揉百会穴2~3分钟。用大拇指指腹按揉头顶正中的百会穴。

艾灸关元穴、肚脐（神阙穴）和肾俞穴。
艾灸是提升正气的，补肾益气的效果特别好。

对于孩子尿床，其实妈妈们也需要保持一颗平常心。大部分孩子即便不用按摩和艾灸，到了时间，孩子发育成熟后，都可以自愈。当孩子尿床时，妈妈越显得若无其事，越是安慰孩子"没事，偶尔尿床是很正常的"，或是用自己小时候也尿床的事情当作笑话一样与孩子说笑，帮助孩子放松，孩子越容易控制好自己，不尿床。相反，妈妈越是批评、指责孩子，越警告孩子下次不要再尿床，孩子越容易精神紧张、反复尿床。另外，晚上临睡前，尽量不要给孩子喝太多奶或水，对于3岁以上的孩子，不要总是想着临睡这顿奶会让宝宝营养更好。其实现在的孩子并不缺营养，这顿奶反倒容易让孩子消化不良。

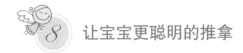

8 让宝宝更聪明的推拿

我从雨欣出生后就给她按摩，我知道按摩的种种好处，也知道按摩除了治病、防病外，还能助长益智，增进亲子感情。我发现按摩很多的好处都是先从道理上认可，再在实际生活中被证实。

每个孩子都不是完美的，正像我们不是完美的父母一样。孩子的一些问题需要的更多是我们的接纳、引导和鼓励。所以，这里我不想让大家误解雨欣是个完美的孩子，即便在我的眼里，她真的很棒。

其实现在的孩子都很聪明，智力差别不大，不过每个孩子心智上发育的速度还是不一样。女孩子情感相对细腻，心智发育比男孩子早。入学后，孩子们对于周边环境的适应及孩子的学习能力出现了分化。非常幸运的是雨欣上的幼儿园和小学都非常重视孩子的品格教育，也重视对孩子个性化的教育。她的老师们给我的反馈是雨欣是一个很平和的孩子，容易相处，且天性快乐，学习主动性和学习能力都比较出众。

去年夏天，我给雨欣报了一个夏令营，是7~12岁视觉拓展和开发启动全脑学习能力的营会。这样的营会雨欣第一次参加，一周的时间，她要离开父母，离开熟悉的环境，独自在外。全营会31个孩子，她年纪最小。在一周的时间里，雨欣的表现让所有的老师都非常惊讶，她的内在力量和稳定性非常好，中间雨欣还帮助调节过小朋友们之间的矛盾，安慰因想家而哭泣的小姐姐。她在营会期间表现出来的随和、开朗、大方、快乐是老师给我反馈的情况。

孩子的表现让我欣喜，欣喜之余也让我思考。雨欣之所以能够表现得这么从容不迫，可能跟我为她坚持不懈地做按摩有关系。

助长益智的按摩手法我最推荐的是捏脊手法，这个手法不单能平衡阴阳、调和脏腑，另外还能完善中枢神经的发育，促进孩子学习的专注度。

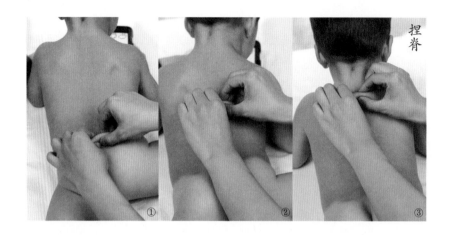

捏脊

另外，小宝宝一定不能错过的就是爬行。孩子交叉爬行对于大脑发育有着不可多得的功劳。雨欣就是从 6 个半月开始爬行，一直到 1 周岁。我清楚地记得雨欣 9 个月的时候，她可以自己一人独坐，安静地玩玩具一个半小时，2 岁多时自己可以一个人玩拼图 2 个小时。雨欣从小表现出来的专注也让她在后来的学习、成长中受益匪浅。当然，错过爬行阶段的宝宝，事后也可以通过重新练习来弥补，这也比完全没有锻炼好一些。

还有一个手法对宝宝发育有卓越的功效，就是推华佗夹脊穴，华佗夹脊穴就在脊柱两侧。这个手法看似简单，却对小月龄宝宝神经发育有非常大的帮助。

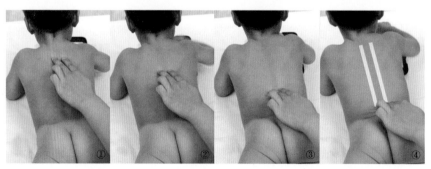

推华佗夹脊

9 改善宝宝生长痛的推拿

常有妈妈询问我关于孩子生长痛的问题，这个问题说大不大，说小也不小。有此问题困扰的父母多少还是会担心。那么有没有什么按摩手法能缓解疼痛呢？

生长痛是指儿童的膝关节周围或小腿前侧疼痛。如果这些部位没有任何外伤史，活动也正常，局部组织无红肿、压痛，经过对儿童的检查，在排除其他疾病的可能性后，可以确定是生长痛。生长痛大多是因为儿童活动量相对较大，长骨生长较快，与局部肌肉和筋腱的生长发育不协调而导致的生理性疼痛。常表现为下肢肌肉疼痛，且多发生于夜间。白天由于宝宝的活动量比较大，即使感到不舒服，也可能因为专注于其他事物而不易察觉。夜间宝宝身心放松下来，疼痛的症状就会使他感觉不适。

我的建议是，一方面在宝宝不适的位置周围进行按摩，帮助其活血，直接缓

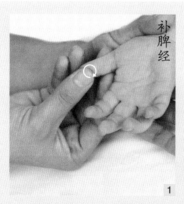

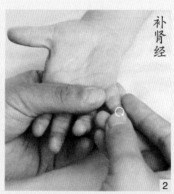

1 补脾经300次，大拇指指面顺时针旋推。

2 补肾经300次，小手指指面顺时针旋推。

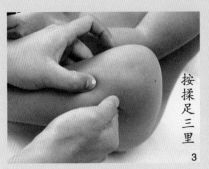

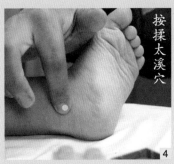

3 按揉足三里 1~2 分钟。都说"常揉足三里，像吃老母鸡"，孩子成长发育需要此穴来补。

4 按揉太溪穴 1~2 分钟。按摩这个穴位有滋阴补肾的效果，对于夜间生长痛特别有效。

解局部疼痛；另一方面从中医辨证入手，中医认为肾主骨，脾主肌肉，所以对于生长痛，我们还可以通过补脾经、补肾经帮助宝宝缓解不适。

每天按摩 1~2 次，如果时间有限，可以入睡前按摩一次，时间上翻倍，坚持一周到两周时间。这套手法非常安全，也可以根据需要，多多坚持。

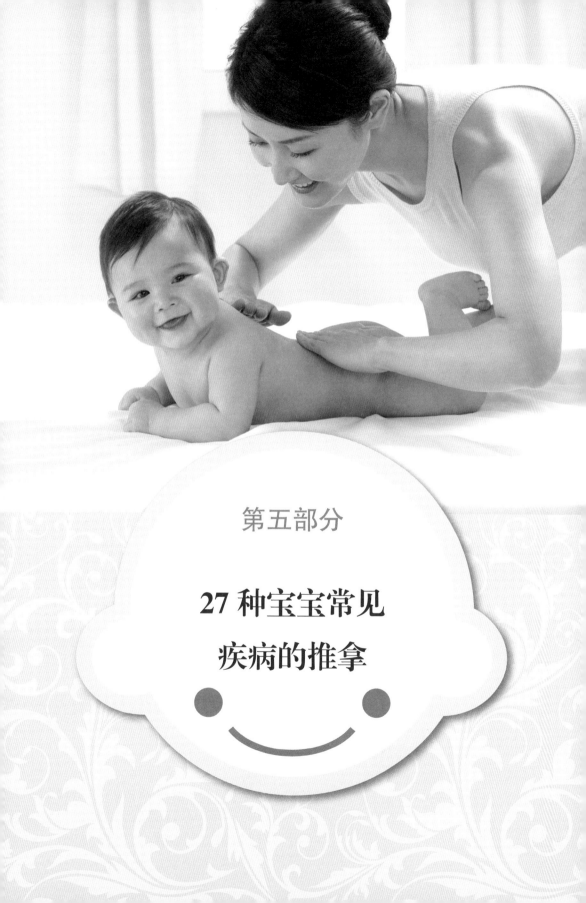

第五部分

27 种宝宝常见
疾病的推拿

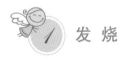 发 烧

发烧是我们再熟悉不过的宝宝常见病之一。发烧有时成因简单，有时成因复杂，很多因素都会引起发烧，例如病毒感冒、幼儿急疹、麻疹、积食、秋季腹泻等，有时候就连长牙也会引起发烧。孩子一发烧，妈妈就如临大敌，想赶紧帮孩子降温。如果发烧时孩子精神状态好，做妈妈的就不需要太焦虑，要正确看待这个问题。

发烧本身不是病，它是体内正邪双方在"交战"的表现。只有当邪气盛，而正气充足的时候，正邪才会持续对抗，而且正气越足，抗敌越积极，就会烧得越高。这就好比两军对垒，只有旗鼓相当，才打得起来。发烧超过 38.5℃，孩子的免疫力会大大地被激发。因此，发烧初始，如果孩子精神状态不错，不建议立刻退烧。我一般建议妈妈们多忍耐一下，可以 38.5℃ 为分界线，如果温度在 38.5℃ 以下，妈妈们只需用一些简单的物理方法进行降温，如用温水擦拭身体（额头、腋下、腹股沟等），或者给孩子洗个温水澡。如果温度超过 38.5℃，妈妈们可以用推拿激发起孩子自身的免疫系统来调整体温。

中医的退高烧手法一般分为几类：一类是发汗解表的手法，一类是清热解毒、清热凉血的手法。

病在表，往往是风寒束表，孩子着凉、感受风寒导致毛孔闭塞、寒邪不出，在体内与正气相争，所以导致发烧，此时用上可以发汗解表的按摩方法最为对症。

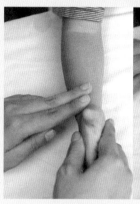

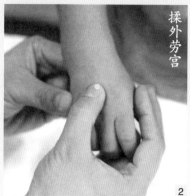

1 推三关 300~500 次。

2 揉外劳宫 1~2 分钟。

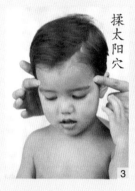

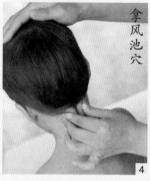

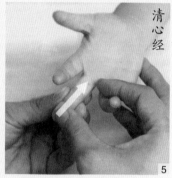

3 重揉太阳穴 1~2 分钟。

4 拿风池 50 次。

5 清心经 10 遍。

这几个发汗的手法，像重揉太阳穴和拿风池，当孩子经络不通时，特别痛，正所谓痛则不通，所以孩子不容易配合。大部分孩子，尤其小月龄孩子可能会哭闹、不配合，妈妈们坚持一下，哭闹也能助其发汗。

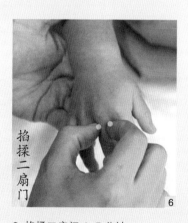

6 掐揉二扇门 4~5 分钟。

病在里，如咽喉红肿也会导致高烧不退，温度往往要超过39℃，此时用的手法不能只想着发汗，要用清热凉血的按摩手法。

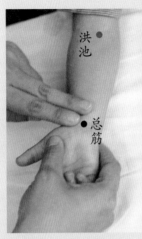
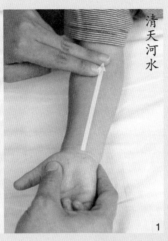
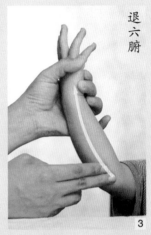

1 清天河水 300~500 次。

3 退六腑 300~500 次。

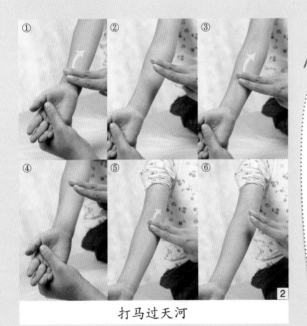

打马过天河

2 打马过天河 20~30 次。

这几个手法很有意思，用下来孩子能退烧，却不一定出汗。不过单用这几个手法往往是不够的，还需要用吮痧的办法，使热邪有个出口，从而帮助孩子将体内的热毒排出来。关于扁桃体发炎，后面我们会专门用一篇来分享更多内容。

另外，蘸水捏脊也是我给雨欣用过最有效的退烧手法。一般我会捏脊 20~30 遍。捏脊具有双向调整作用，既能驱寒，又能清热凉血。反复蘸水捏脊 20~30 遍。捏脊时由于发烧散热快，后背的水会干掉，就反复再蘸水，最后一遍不等宝宝后背的水蒸发干，妈妈们要用嘴从下往上吹，直吹到大椎穴，把水汽吹散、吹干。这个手法也称为"脊背吹水"，这是北京一位非常德高望重的中医老师的心得真传，我在实际操作中做了一些手法上的改良，对退烧非常有效。

雨欣 4 个月打过百白破疫苗后，开始了第一次发烧，是幼儿急疹。我就用蘸水捏脊的手法帮她按摩 20 遍，雨欣哭得也很厉害，不过出了一身汗，15 分钟后雨欣明显开始退烧，让我惊喜连连，

不过，如何确定是病在表还是病在里，再给大家支一招，用外感四大手法，加上蘸水捏脊。温度超过 39℃ 以上，再配合清天河水和打马过天河。

清天河水加打马过天河，这个方法我教过很多妈妈，大家用过后都觉得这个方法退烧效果非常好，尤其适用于发烧时手脚滚烫的宝宝。天河水就像人体的清凉之源，用食指和中指两个手指，由腕到肘，直推 300~500 次，名为清天河水。而打马过天河的方向和位置与清天河水一致，不过操作手法是用食指和中指两指蘸水，然后从腕到肘方向在皮肤上敲打，其声音就像是小马过河时马蹄拍打水面而发出的响声。有一个技巧大家要掌握，就是一边敲打，一边朝同一个方向吹气，因为蘸有清水，所以有清凉的感觉，这可以迅速带走体内的高温。一般打马过天河比清天河水清热力度更强，用于 39℃ 以上的实热证。

用了退烧手法也不一定能一劳永逸，有时发烧会反复，尤其是由病毒感染引起的发烧往往温度高，而且会反复 3~5 天。邪气由盛转衰有一个过程，正气由弱变强也需要累积能量，所以这个反复过程也是免疫力系统被建立和完善的必经之路。

如果在实际操作中，发现一遍按摩做下来，宝宝的温度半点变化没有，妈妈们就会开始怀疑自己，甚至开始自责，认为自己没有学到位，或者干脆认为推拿无效。其实，不是宝宝每一次发烧都能立即退下来的，有时需要时间，妈妈们需要有更多的信心和耐心。

如果宝宝烧到 39.5℃ 以上，建议妈妈们再加上退六腑 300~500 次，这样可以退五脏六腑实热，尤其针对高烧不退、精神萎靡的宝宝，效果非常明显。

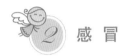

2 感冒

　　正气足则邪不可干，邪之所凑其气必虚。感冒是宝宝最常见的一种疾病，发病往往是由于孩子免疫力低下，感受外邪所致。一样的病毒，有些人感冒，有些人就不会。小宝宝也是一样，正气下降就会受外界影响。孩子感冒时会出现鼻塞、流涕、喷嚏、头痛、畏寒、发热、全身不适等症状。虽然说感冒对孩子来说不全是坏事，可以调动和激发孩子自身的免疫细胞，完善其免疫功能，但当孩子真正感冒时，家长还是会很揪心。

　　雨欣从出生到现在，大大小小的感冒患过无数次，毫不夸张地说，她两岁以内大多数感冒基本都是我上午处理，下午就痊愈，一般从她出现感冒症状到身体痊愈不超过两天。不过在她2岁多入园后，因为幼儿园有交叉感染的影响，她的感冒周期明显变长了。

　　简单的风寒感冒最容易治。孩子肺为娇脏，腠理不固，特别容易受外邪所伤，其中为首的就是寒邪。孩子好动、易出汗，毛孔张开后如果遇寒气，很快就会打喷嚏、流鼻涕，身冷无汗、小便清长。用外感四大手法特别好用：

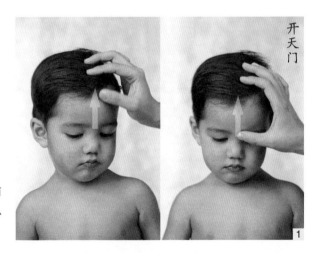

1　开天门 100~150 次。用两只手的大拇指轻轻地自眉心交替直线推动至前发迹线。

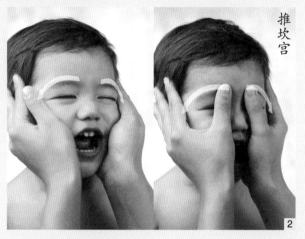

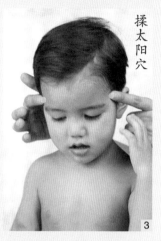

推坎宫

揉太阳穴

2 推坎宫 100~150 次。用两个大拇指的正面从印堂穴沿着眉毛向眉梢分推。

3 揉太阳穴 100~150 次。用中指指端轻轻按揉太阳穴。

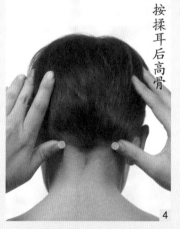

按揉耳后高骨

4 揉耳后高骨 100~150 次。用两个大拇指或中指指端按揉两侧耳后高骨。

这套手法简单好用，找穴方便，其实不单是风寒，就连风热感冒也都适用。

另外，加上按揉外劳宫 1~2 分钟，推三关 300 次，同时温热水泡脚，以助发汗。一天可以按摩两次，按摩后入睡时有微汗即可，不需要过度发汗。

风热感冒没有风寒感冒多，不过病程却比风寒要久，风热感冒患者会反复流黄鼻涕、尿黄、舌尖红、火气大、大便不畅，有时伴有烦躁不安。在外感四大手法基础上可以加上：

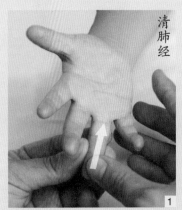

清肺经

1　清肺经 300 次。

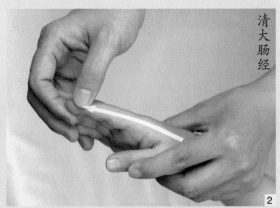

清大肠经

2　清大肠经 300 次。

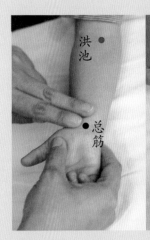

洪池

总筋

清天河水

3　清天河水各 300 次。

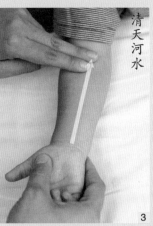

按揉合谷穴

4　按揉合谷穴 1~2 分钟。

　　宝宝生病时比较烦躁，如果不配合，我建议大家等宝宝睡着后再给他做全套的按摩。让宝宝生病时多休息、多喝水，饮食清淡，吃易消化的食物，会帮助孩子尽早恢复。

还有一种是流行感冒或病毒感冒，这样的感冒大多有病毒接触史或传染源头，恢复起来相对慢一点。这种感冒控制不好，容易引起交叉感染，导致气管炎、支气管炎、肺炎、中耳炎、脑膜炎等其他疾病。不过，我们如果能在感冒初期干预，一般都不会那么严重。上面外感四大手法，无论哪种类型的感冒都可以使用，只是恢复时间上有所差别。一般的风寒感冒不出两三天就可以解决，流感或病毒性感冒恢复时间一般需要一个感冒周期，也就是 7~10 天。

特别推荐临床上对于预防和治疗感冒效果非常好的一种办法：

擦脊背"工字型"：在孩子的脊柱、督脉上面上下来回快速擦，以热透为度。

横擦宝宝的肺俞穴，以热透为度。

横擦宝宝的肾俞穴，以热透为度。

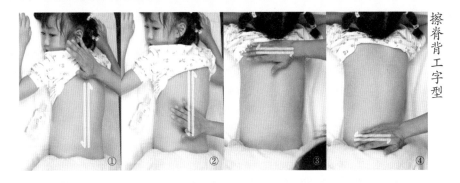

① ② ③ ④

擦脊背工字型

很多妈妈都问我要擦多久、擦几遍，其实就是要把宝宝的背擦得热乎乎的，就到位了。在治疗情况下，我一般会一个位置来回擦 100 次，每天擦背 2~3 次，这个手法虽然比较辛苦，但的确好用得很，很多妈妈都跟我说这个手法的效果非常好。

擦脊背"工字型"为什么会有这么神奇的功效呢？我来给大家分析一下这其中的奥秘。脊背正中间是督脉，督是"都督"、"总督"的意思，督脉就是总督全身阳气的一条经脉。脊背两旁是足太阳膀胱经循经的部位。膀胱经是人体循经部位最广的一条经脉，阳气最多，它就像一个庞大的交通枢纽，主导着全身的气血运行。

更重要的是，膀胱经还有一个特殊的作用，它联系着所有的五脏六腑。十二经脏腑的俞穴都在膀胱经上有反射点。所谓俞就是"输"，比如，肺俞是肺脏的转输之穴。肺部的病邪可以通过对这个穴位的刺激而被排出体外。而人体的五脏是协调运行的，五行相生相克，需要协同作战。当五脏之气无法自行协调时，就需要用外力的作用帮助它们恢复正常的运作。所以，当我们来回快速搓擦这个部位时，会快速产生热量，而这股热能也会大大地激发孩子身体的阳气，而这股阳气一方面有保护之意，一方面也有抵御外邪之力，可以迅速地驱赶病邪。

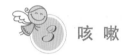

3 咳 嗽

小儿推拿治疗咳嗽，可以说效果非常好。西医认为咳嗽是由细菌、支原体、衣原体等致病微生物入侵人体后引起鼻咽部、扁桃体、气管和支气管以至肺部的感染所引起的，因此使用消炎的方法治疗咳嗽。在我的小儿推拿课上，也确实有不少妈妈问我，小儿推拿是否能起到消炎的作用，尤其是当宝宝咳嗽还带有痰的时候。对此，我的回答通常是，咳嗽确实是机体对抗侵入气道的病邪的保护性反应，小儿推拿是一种激发孩子自身免疫力的好方法，只有免疫力提高了，才能把病毒驱逐出去。很多事实证明消炎药虽然在治疗宝宝咳嗽时有一定的疗效，但是药物副作用也很大，有时候吃完咳嗽药，妈妈会发现孩子咳嗽好了，但胃口不好、脸色不好等别的问题又出来了。而小儿推拿是绿色安全的，不仅不会损伤孩子的脾胃，反而会改善孩子的胃口。

对于咳嗽的治疗，从中医的辩证角度大致分为"初咳在肺、中期在脾、久咳在肾"三个阶段，这也是治疗小儿咳嗽的一个总纲。

一般孩子在感冒初期咳嗽时，我会建议妈妈给孩子捏脊，配合分推肩胛骨，按揉肺俞。

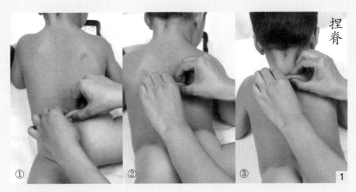

捏脊

① ② ③ 1

1 捏脊5~10遍。

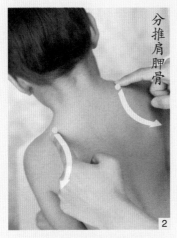

分推肩胛骨

2

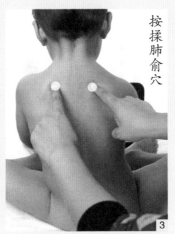

按揉肺俞穴

3

2 分推肩胛骨300~500次。用双手的大拇指从肩井穴开始，沿着肩胛骨缝边缘往两侧推。

3 按揉肺俞穴2~3分钟后，横擦肺俞以热透为度。

分推肩胛骨和按揉肺俞穴可以交叉进行。

对于捏脊很配合的宝宝，还可以采用横向捏肺俞的方法操作20遍。

有一次我去外地讲课，要离开 2 天的时间，雨欣刚好有些咳嗽，我就叮嘱雨欣爸爸记得帮我给雨欣按摩。雨欣爸爸只会捏脊，所以，我就嘱咐他每天晚上在雨欣睡觉前给她从下到上捏脊 20 遍，横着捏肺俞穴 20 遍。两天后我回到家，发现雨欣咳嗽全好了。

宝宝初期咳嗽多数是由外感引起的，而这套手法的重点是在后背。督脉、膀胱经等阳气最盛的经络上，对于激发宝宝的阳气，提高保护与免疫力效果特别好。阳气是人体的护卫之气，可以抵御风、寒、湿邪等对孩子不好的致病因素。

如果宝宝不配合，可以用讲故事、玩游戏、看电视等分散宝宝注意力的方法，引导宝宝配合按摩。

宝宝咳嗽时如果有痰出现，这说明宝宝除了肺系统失调外，脾胃也出现了问题。在中医的观点中，脾虚则生湿，湿气转化为痰，所以脾为生痰之器，而肺为储痰之器。一旦咳嗽带痰，在治疗上除了要继续宣肺止咳外，还要用到很多健脾化痰的手法：

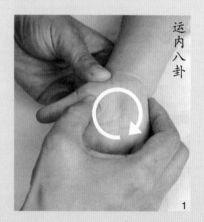

运内八卦

1 运内八卦 300 次。使用按摩油等按摩介质，用大拇指或食指、中指指尖轻轻地在手掌内侧沿大小鱼际用指关节末端画圈，手法力度一定要轻，掌心有酥痒感效果最好。

2 揉掌小横纹2~3分钟。用拇指指甲按揉位于掌面小指根与手掌交界处的横纹。按揉时如果能摸到穴位下面有颗粒感，疙疙瘩瘩的，可以把它想象成痰，尽量将它们揉松，揉化掉。

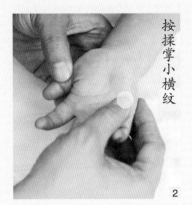

按揉掌小横纹

2

运内八卦和揉掌小横纹合用对于治疗气管炎、支气管炎和肺炎都非常有帮助。

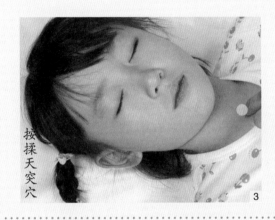

按揉天突穴

3

3 按揉天突2~3分钟。用中指指端按揉锁骨的中心，要往锁骨骨头的外缘方向用力，不要往咽喉深处用力，否则会刺激气管而引发咳嗽。

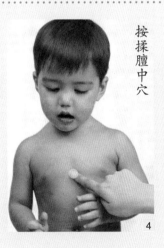

按揉膻中穴

4

4 按揉膻中2~3分钟。用大拇指按揉两乳头连线的中点，即膻中穴。

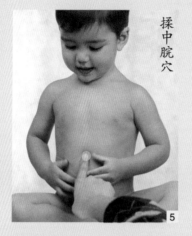

揉中脘穴

5 揉中脘穴 2~3 分钟。用指端或
掌根揉肋骨末端至肚脐连线的
中心。

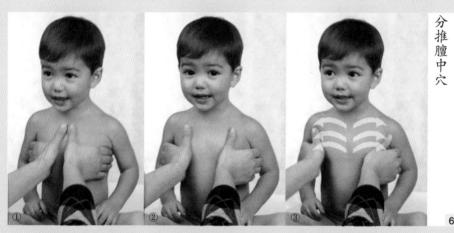

分推膻中穴

① ② ③

6 分推膻中穴 200~300 次。用大拇指将前胸
正分三段，从中间往两侧分推。

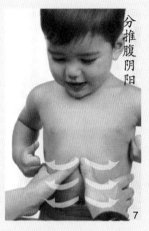

分推腹阴阳

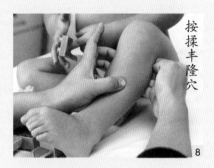

按揉丰隆穴

7 分推腹阴阳200~300次。
　从中脘往两边有弧度地
　推，从肚脐往两侧分推，
　从关元往两侧分推。

8 按揉丰隆穴2~3分钟。用拇指端按
　揉外脚踝尖上8寸的丰隆穴。

　　这套手法的重点穴位有手上的穴位和全身的配穴，这
些穴位都有化痰止咳的功效。尤其揉掌小横纹配运内八卦
对于治疗气管炎、支气管炎和肺炎引发的痰咳功效明显，
特别针对6岁以内的孩子，大家可以试一下。大一点的孩
子在按摩的时间上要翻倍，这样效果才明显。

当宝宝咳嗽快好了，痰也不多了，按摩手法的重点就要有所改变了。这时推荐大家使用治疗内伤久咳的手法作为巩固期间的主要治疗手法。

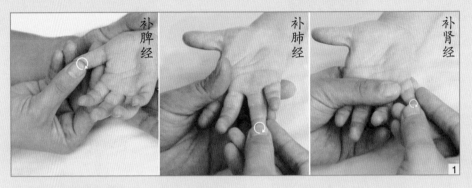

补脾经　补肺经　补肾经

1 补脾经、补肺经、补肾经各 200~300 次。

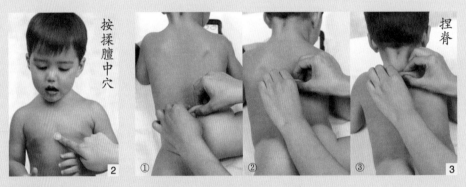

按揉膻中穴　　　　　　　　捏脊

① ② ③

2 揉膻中穴 1~2 分钟。　　3 捏脊 5~10 遍，三捏一提 2~5 遍。

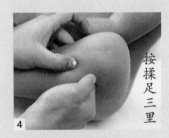

按揉足三里

4 按揉足三里 1 分钟。

这套手法也适用于长期性咳嗽，如过敏性咳嗽、有规律的晨咳、夜咳等，或者宝宝剧烈运动后出现的咳嗽。这套手法需要在膻中和足三里两个穴位上按摩 5 分钟以上，这样效果特别好，对这两个穴位的按摩也要求在按摩力道上要深透。

当孩子咳嗽时，通常肺俞、风门这些重要的穴道就会不通，一旦不通按上去就会特别痛。会表达的孩子会喊痛，不会说的宝宝会表现出拒绝按摩的神情。这时，妈妈尽量多尝试几次，或者想办法转移宝宝的注意力。因为不通，所以才要想办法打通这些穴位。一旦打通，宝宝的咳嗽就会立刻消除。

另外，宝宝咳嗽时，一定要注意让他忌口。不要让孩子吃海鲜、鱼类、肉类及糖果、蛋糕，喝饮料等。蔬菜中如香菇类、西兰花类的蔬菜也容易生发痰湿，咳嗽期间尽量避免食用。另外，甜能生痰，也易生热，是引发咳嗽的诱因，所以要让宝宝少吃甜食、少喝饮料。此外给宝宝睡前一杯奶的习惯很不好，特别对于脾胃弱的孩子，这容易使他们生痰。宝宝咳嗽期间会加重痰咳，有的会在夜里剧烈咳嗽到呕吐，这都是由夜奶引起的消化不良，进而导致痰多壅盛。

很多时候，我在指导学生治疗咳嗽时，都会跟她们说其实除了按摩以外，宝宝咳嗽与否都是跟妈妈们是否注意让宝宝忌口有关。不注意忌口就容易导致病从口入，孩子生病时，忌口尤为重要。很多人担心孩子不吃肉会没有营养，其实生病时不能让宝宝吃大鱼大肉。这些鱼会生火，肉会生痰，它们往往不能给孩子带来营养，反倒成了致病的根源。我有一个学生的宝宝咳喘特别严重，她认真上课后，回家特别严格地给宝宝忌口，让宝宝吃了将近 3 个月，可这三个月孩子胃口不但好了，人也长胖了几斤，脸色也从蜡黄到白嫩。幼儿园的老师都连连称奇，表扬这个孩子上学出勤率也高了，吃饭也不用阿姨喂了。

4 支气管炎

　　中医学认为支气管炎主要属 "风温" 病的范围。发病原因为肺卫不固，风热从肌表口鼻犯肺，以致热郁肺气，蒸液成痰。临床可能表现为发热、咳嗽、气急、鼻煽、咳痰、呛奶、呕吐、呼吸困难等。

　　说实话，大部分被医生定义为支气管炎或者肺炎的宝宝，都会被要求打点滴，因为治疗炎症需要用消炎药。而用点滴的方式直接把消炎药注入血液，是消灭炎症最快速的方法。但对于宝宝来说，点滴的副作用非常大，很多小孩会在注射点滴后出现腹泻、呕吐、食欲不振、眼袋发青、发紫等现象。更严重的会出现药物过敏、肝中毒等反应。我一般不建议用注射来治疗，宁愿吃药。因为比起注射来，吃药的副作用和伤害还是要轻一些。

　　缓解支气管炎的按摩手法有：

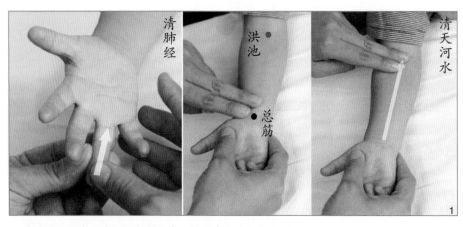

1 清肺经 300 次，清天河水 300 次。帮助清理肺经之热。

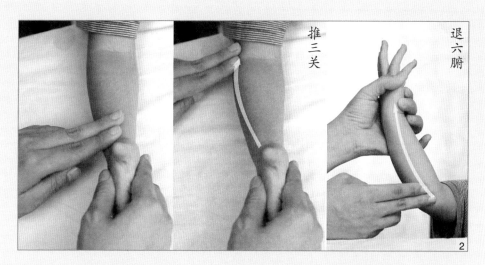

2 退六腑300次，推三关100次。退六腑有清热凉血的功效，孩子单纯咳嗽不发烧时，可以配合推三关，一天3次，有消炎镇咳的效果。很多妈妈对于"炎症"很担心，我推荐大家用这两个穴位。

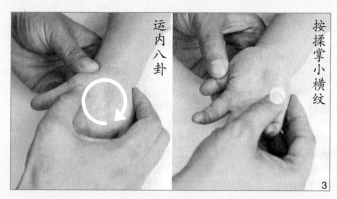

3 运内八卦300 ~ 500次，按揉掌小横纹3分钟。这两个手法其实交替操作效果特别棒。宝宝睡觉以后，妈妈可以静心地体会这两个穴位在化痰止咳方面的神奇效果。这尤其对小月龄宝宝特别有效。如果宝宝很配合，时间可以加倍，完全可以不拘于上面的次数和时间。如果孩子咳嗽伴随哮喘，可以改成逆运内八卦配合按揉掌小横纹。

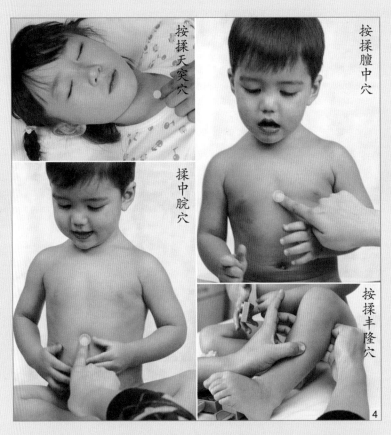

按揉天突穴

按揉膻中穴

揉中脘穴

按揉丰隆穴

4

4 按揉天突、膻中，揉中脘，按揉丰隆穴各3分钟。这4个体穴的应用配合对于治疗咳嗽、痰多壅盛效果非常棒。

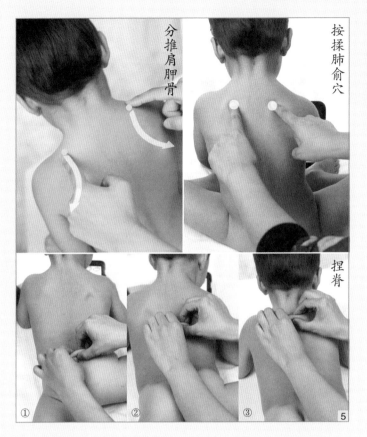

分推肩胛骨

按揉肺俞穴

捏脊

① ② ③ 5

5 分推肩胛骨 300 次，揉肺俞 2 ~ 3 分钟，捏脊 15 ~ 20 遍。

这套手法 1 天 2~3 遍，至少坚持按摩 3~5 天。

如果宝宝咳嗽频繁，呼吸声重时，最好配合吮痧大椎、肺俞和风门穴，吮痧天突到膻中穴，这也是快速止咳的方法之一。尤其对于入夜咳嗽不止的宝宝，用这个方法吮痧出痧后效果尤为明显。

支气管炎咳嗽伴随高烧：

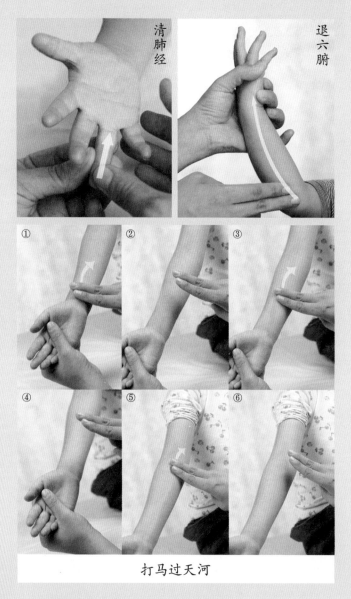

清肺经

退六腑

① ② ③

④ ⑤ ⑥

打马过天河

　　增加清肺经300次，退六腑300~500次（不需要加推三关），打马过天河20~30遍。

以上这些手法都是我们经过反复临床体会和总结出来的最有效的治疗方法。妈妈们在应用时，一定要注意让孩子饮食忌口。孩子体虚时也不要着急让他洗澡，有时腠理不固，着凉容易加重症状，使宝宝病情更为复杂。

五年前，我曾经接触过情况比较严重的一个案例：小林的女儿入园半年内已经连续四次患肺炎，除了第一次，后面三次都是住院治疗的。尤其后面几次，病情越来越不可控制。常常是住院半个月，好不容易好了，出院仅半个月又复发，已经快把全家人折磨疯了。当她的宝宝第四次肺炎痊愈出院仅半个月又再次感染发高烧后，在其朋友的强烈推荐下，她联系到我，希望我能帮助她。我告诉她小儿推拿和西医点滴的治疗方法完全不一样，它能够提升孩子的正气，激发孩子自己的免疫力。小林下定决心，无论怎样也要试一下这个全新的理念和方法。她每天都会趁着孩子睡觉时开始按摩，一天两次，后来宝宝在按摩中逐渐康复了。这几年下来，小林宝宝的体质也越来越好，即便生病，也没有再像之前那样严重，只要在家按摩就能痊愈。有些久治不愈的疾病，通过小儿推拿就能得到有效改善，让宝宝免疫力得到提高，恢复健康。我在无数的案例中，看到越来越多的妈妈的爱和坚持创造了一个又一个奇迹。前不久跟我系统学习过的武汉的莫子妈妈来信，非常兴奋地跟我分享，她完全没有用药就治愈了孩子的支气管炎，这在以前是无法想象的。

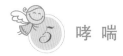 **5** 哮 喘

哮喘是小儿常见的一种呼吸道疾病。哮是以呼吸急促，喉间有哮鸣为特征；喘是以呼吸困难，严重者呼吸时张口抬肩、鼻翼翕动为特征。因为两者大多同时发生，所以一般合称哮喘。这个疾病一年四季都可能发作，其中尤以冬天和春天这两个气候急剧变化的季节为甚。中医学认为外感风寒、邪气犯肺或痰湿停聚导致肺失清肃、气不得舒而出现哮喘，久病之后或体质素虚、肾气不足、气不归纳、诸气上浮也可能致喘。

我常年讲课，接触到很多的孩子都有哮喘的问题，尤其是上海、江浙地区过敏体质的孩子特别多。很多过敏性鼻炎、过敏性咳嗽的宝宝发展严重成为哮喘。在我看来，哮喘有体质上的遗传，也跟我们这个时代的药物滥用、食品不安全、空气污染有关。

哮喘相对来说是一个临床上的难题，孩子一旦哮喘发作，确实非常难受。气管痉挛可能导致窒息，这也让很多家长都谈"哮"色变。我接触的学生中，很多宝宝有哮喘的问题。去医院治疗，西医大多采用抗过敏药。这些药在使用时，哮喘的症状确实会减轻，但是一旦停药，便会复发，药物使用越多，哮喘发作越频繁。我记得几年前我教过的一个学生小冯，她家宝宝6岁，服用这类抗过敏药物有3年之久。孩子每天都需要大把吃药，身体越来越差，个子矮、头发黄，已经上大班了，中午还是会尿床，牙齿也都被蛀了。这些现象都跟肾气不足有关，长期服用药物有伤肾精。小冯自从学习了小儿推拿，基本再没有给孩子服过药物，孩子体质也越来越好，精神状态也非常好。

随着成功的案例越来越多，我欣慰地看到了用小儿推拿治疗哮喘的良好效果。

我推荐下面的手法：

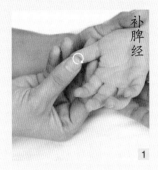

1 补脾经 300~500 次。

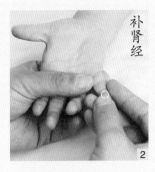

2 补肾经 300~500 次。

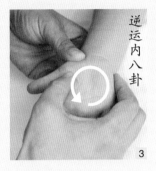

3 逆运内八卦 300~500 次。

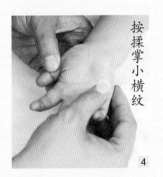

4 揉掌小横纹 3~5 分钟。

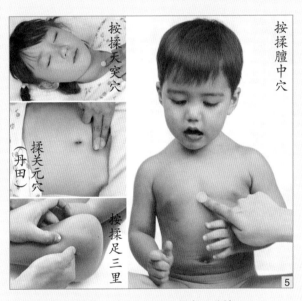

5 按揉天突、膻中、关元穴、足三里各 3 分钟。

　　如果孩子喘得厉害，用艾灸灸他的两侧足三里和肚脐下方关元穴各半小时。可以选择随身灸。随身灸时，最好隔着衣服灸，小孩子皮肤娇嫩，时间久也不会烫着。还有大椎穴及紧挨着大椎两侧的定喘穴，用随身灸艾灸效果也非常好。

每天坚持三次按摩和一次艾灸，一般3~5天哮喘会明显好转。

咳喘阶段另外特别好用的一个手法是推揉华佗夹脊穴。从大椎两侧的定喘开始沿着脊柱两侧推揉并进，手法力度适中，频率缓和。尤其在宝宝剧烈咳喘时，可以用这个手法来帮助宝宝平喘。我的案例反馈中，有位妈妈单推拿此穴２０分钟后就帮宝宝平喘了。以上推拿手法的顺序可以打乱，以孩子的配合度来增减时间。有的手法可以在宝宝入睡后操作。

如果宝宝咳不明显，喘息明显，发出"咻咻"的声音，妈妈可以从天突到膻中穴吮痧。用嘴巴吸吮，连续吸不低于20秒。在这条线中，有的地方出痧明显，有的不明显。在出痧明显的地方周围继续吮痧。这个方法立竿见影，哮鸣音有时马上就能消失。

除了按摩手法外，我在指导学生过程中，会同时使用艾灸补益肾精、扶助正气、收敛元气。艾灸的效果相当好，对于没有任何按摩基础的妈妈，还可以尝试用这个方法。

哮喘往往不是单独出现一个症状，多数都伴随有其他症状，如感冒、发烧和咳嗽，所以处理时需要标本兼治。

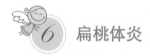

6 扁桃体炎

扁桃体炎是咽部扁桃体发生急性或慢性炎症的一种病症，为儿童时期常见病。扁桃体是人体咽部两个最大的淋巴组织，一般4~5岁后逐渐增大，到12岁以后开始逐渐萎缩。正常情况下扁桃体对人体起保护作用，能抵御细菌和病毒。但是，小儿由于身体抵抗力低，加上容易受凉感冒，就会使扁桃体抵抗细菌的能力减弱，从而导致细菌侵入扁桃体，发生炎症。严重时扁桃体会红肿化脓，形成化脓性扁桃体炎。

扁桃体发炎而引起的发烧，通常温度都比较高，往往超过39℃，有的扁桃体化脓的宝宝，体温会超过40℃。所以很多家长都很害怕这样的高温。

对于这一类疾病引起的发烧，根据中医"急症治标，缓症治本"的原则，当务之急一般是先退热，同时治疗扁桃体炎。如果扁桃体炎得不到控制，就会反复发烧。当邪气盛的时候，孩子也会表现出高烧不退。

反复感染而发热的扁桃体炎症，西医治疗方法是直接摘除扁桃体。从短时间来看，扁桃体摘掉后，确实是不发炎了，可下一次孩子再感冒，抵抗病毒和细菌的屏障就不见了，病菌往往就会长驱直入，直接进入气管和肺部，从而引发气管炎和肺炎。

下面我推荐给大家的这套方法，非常的有效。我有太多成功的案例反馈，这些案例中，妈妈们都是没有使用过一粒抗生素的。很多妈妈跟我说，让我一定要把这个方法介绍给大家。

扁桃体炎退高烧必用的手法：

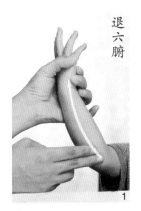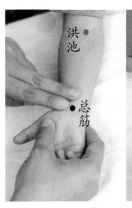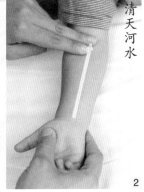

退六腑

洪池

总筋

清天河水

1 退六腑 300~500 次。
用大拇指或食指、中指推前臂靠小拇指那一侧的直线，自肘推向腕。

2 清天河水 300~500 次。

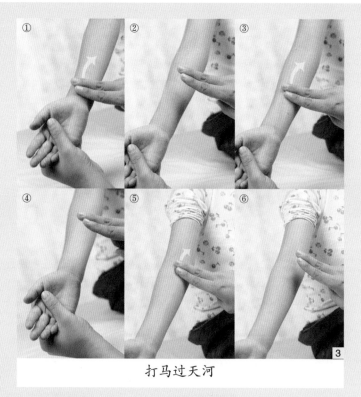

打马过天河

3 打马过天河 20~30 遍。在天河水的位置上，蘸水边拍边吹气，水干了再蘸水反复做几遍。

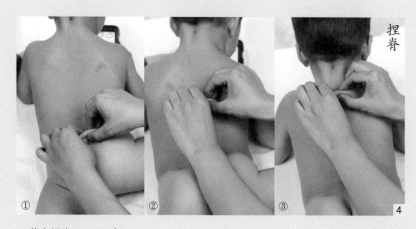

捏脊

4 蘸水捏脊 20~30 遍。

同时治疗扁桃体炎的手法有：

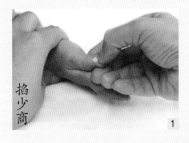

掐少商

1 掐少商穴5~10遍。少商穴在大拇指甲外侧的下角，左手在右下角，右手在左下角。掐这个穴位对治疗嗓子疼也很有效果，根据孩子的耐受程度用拇指的指甲稍微用力掐，可以一天数次，反复操作。

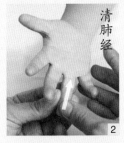

清肺经

2 清肺经300次。推无名指尖，从指尖推至指根。

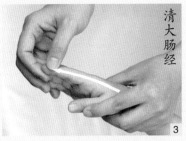

清大肠经

3 清大肠经300次。大肠经在食指侧面，清的方向和清肺经相反，清大肠经要从指根部位推向指尖。

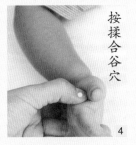

按揉合谷穴

4 按揉合谷穴1~3分钟。

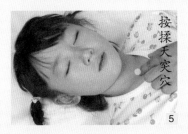

按揉天突穴

5 按揉天突穴3~5分钟。

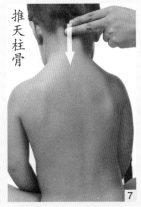

推天柱骨

7 推天柱骨200~300次。

用拇指或食指、中指自上而下直推颈后发际正中至大椎穴成一条直线处。

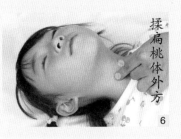

揉扁桃体外方

6 揉扁桃体外方1~2分钟。就是揉喉咙两侧，因为扁桃体发炎了，揉着可能有些痛。

上述的几个位置可以先吮痧，天突、扁桃体外方和天柱骨，每个位置上吮痧不低于 20 秒，出痧后不需要再次吮痧，以后几天坚持上面的按摩手法就可以。

此手法坚持 5 ~ 7 天为一个疗程。

以上的这些手法中，我特别推荐妈妈们吮痧的方法。吮痧类似刮痧、拔罐的综合体，但是用妈妈温柔的嘴唇替代冰冷的工具，宝宝的接受度更高，效果也更明显。扁桃体炎的炎症集中在咽喉部，吮痧附近的穴位能够以最快的速度把积攒在体内的病毒排出来。

在讲授小儿推拿的这些年中，越来越多的学生使用了化脓性扁桃体炎的治疗手法，取得了很好的效果，真的让人非常感叹。

在这里特别提醒各位家长，在宝宝生病期间，要减少宝宝对于奶量的摄入，尽量给宝宝多喝水，饮食以多喝大米汤为主，以滋阴补气。

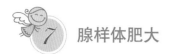

7 腺样体肥大

早些年，我们很少人听说过腺样体这个器官，连它长在哪，长什么样，有什么作用都不清楚。从腺样体所处的位置来讲，它位于鼻咽部上壁与后壁的交界处，属于淋巴组织，表面呈桔瓣样。腺样体和扁桃体一样，也是人体抵御"外敌"的重要防线之一，它在人们出生后随着年龄的增长而逐渐长大，2~6 岁时为增殖旺盛期，10 岁以后逐渐萎缩。

如果肺部有热，热邪向上熏蒸，就会使腺样体红肿，久而久之，出现增生、肥大现象。腺样体肥大增生的机理与扁桃体肿大的机理基本一致，都为肺热熏蒸所致。因此，腺样体肥大的患者多伴有扁桃体肥大。

腺样体肥大的患儿最明显的特点就是入睡后打鼾明显，严重的还会憋气、睡卧不安，甚至平躺时都会呼吸困难。我知道很多妈妈为了让孩子呼吸顺畅点，是一晚一晚地坐在床上抱着孩子睡的，真是辛苦极了。

引起腺样体肥大的一个重要原因就是反复上呼吸道感染导致的肺热。

针对腺样体肥大的按摩手法：

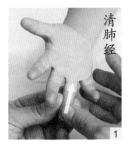

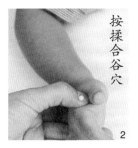

1　清肺经 300 次。沿无名指从指尖向指根方向直推。

2　按揉合谷穴 1 ~ 3 分钟。用大拇指按揉位于手背大拇指和食指的虎口处。

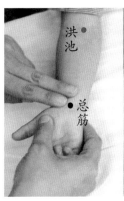

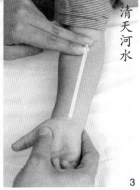

3　清天河水 200 次。用食指和中指两个手指，沿手臂内侧从手腕推向手肘。

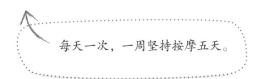

每天一次，一周坚持按摩五天。

体内有了热邪，就要使热邪释放出去。如果宝宝很容易便秘，大便黑、硬，除了饮食清淡，多吃蔬菜，多喝水外，手法上需要增加：

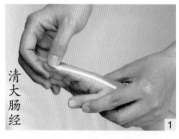

清大肠经

1 清大肠经300次。大肠经位于食指指侧，从虎口直推向食指尖为清大肠经。

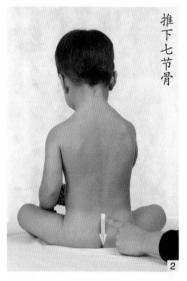

推下七节骨

2 推下七节骨300次。用拇指或食、中二指面自上向下从宝宝腰部最凹点推至尾椎骨。

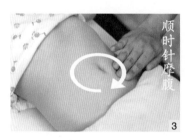

顺时针摩腹

3 顺时针摩腹3~5分钟。以肚脐为圆心，用手掌或者食指、中指指端顺时针方向在宝宝的肚子上缓缓转圈。

每日一次，让肺热及时从大便泻出。

腺样体肥大属于慢性病，治疗周期长，多多坚持按摩补肾滋阴的穴位，巩固治疗双管齐下。下面是一些补肾滋阴的手法，最好配合上面的治疗手法一起使用。

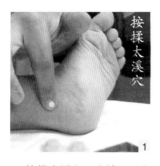
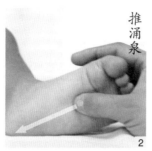
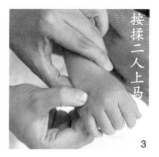

1 按揉太溪穴1分钟。用大拇指指腹按揉内踝骨后凹陷中。

2 推涌泉穴200~300次。用大拇指指腹从涌泉穴推向脚跟。

3 按揉二马穴1~2分钟。用拇指或中指指端揉位于手背无名指及小指关节凹陷处的二马穴。

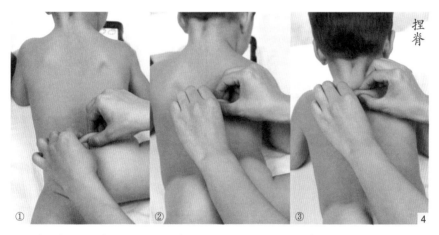

4 配合捏脊5~10遍，三捏一提2遍。双手搓热，然后温热肾俞。

　　孩子饮食不节制，经常会出现吃多了撑着的情况，中医上称为积食。积食容易化火，胃热诱发肺热，形成肺热蓄积，从而熏蒸腺样体。因此，要控制孩子的饮食，一定不要让他积食。

　　如此这般，腺样体就能恢复到正常，腺样体肥大引发的各种症状也就迎刃而解了。

当宝宝腺样体肥大时，妈妈一定要牢记治疗这个病的关键：养大于治。

有些孩子体质弱，动不动就感冒，一感冒，腺样体肥大也跟着复发。很多妈妈问为什么孩子的病总治不好，其实孩子反复感冒也是引起腺样体肥大的一个重要原因。下面是预防感冒的手法，可以作为预防腺样体肥大的日常保健手法。

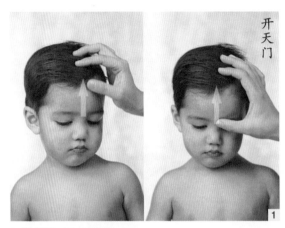

1 开天门 100~150 次。

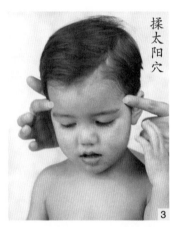

3 揉太阳穴 1~2 分钟。

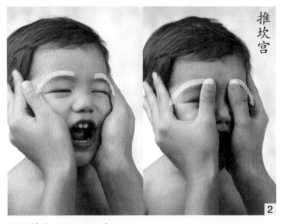

2 推坎宫 100~150 次。

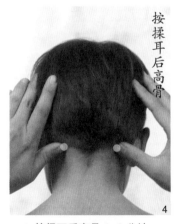

4 按揉耳后高骨 1~2 分钟。

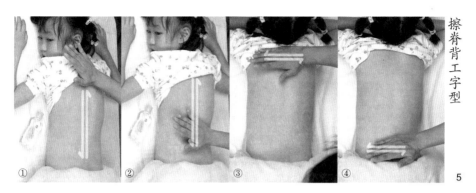

擦脊背工字型

5 擦脊背工字型，热透为度。

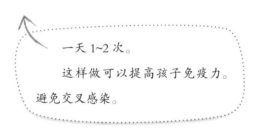

一天 1~2 次。

这样做可以提高孩子免疫力。

避免交叉感染。

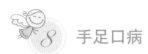 手足口病

手足口病是一种由肠道病毒引起的好发于小儿身上的传染病，近些年来广为流行。当妈妈的没有几个没听过这个病的，而且基本也都是闻之色变。手足口病临床表现为口腔内、手、足部等部位发生疱疹，故而得此病名。手足口病多发生于 5 岁以下儿童身上，是患儿感染肠道病毒后引发的。

这个病的最初症状通常是咳嗽、流涕和流口水等类似上呼吸道感染的症状，温度一般为 38℃ 左右。有的孩子可能有恶心、呕吐等反应。发热 1 ~ 2 天后口腔黏膜出现分散状疱疹，米粒大小，疼痛明显，有时候手掌或脚掌也会出现米粒大小的疱疹，有时候疱疹还会出现在宝宝的臀部。

中医古籍对治疗手足口病的方法没有专门的记载，但根据其症状和特征，类似于中医的"温病"、"湿温"、"时疫"等范畴，是实证、热症。治疗方法有疏风清热、清心泻火、清暑化湿、滋阴降火等。在临床上，这个病除了手、足、口皮疹外，多兼发热、口臭、流涎、拒食、烦躁、大便秘结或不畅、舌红、苔黄等症状。

　　这种病发病急，常常伴随高热不退，因此在治疗手法上，多用清热解毒、清心泻火的手法。

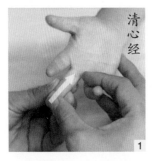

清心经

1　清心经300次。从指尖向指根方向直推中指内侧。

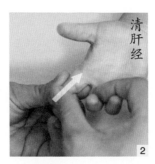

清肝经

2　清肝经300次。从指尖向指根方向直推食指内侧。

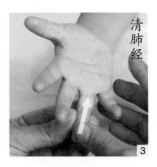

清肺经

3　清肺经300次。沿无名指从指尖向指根方向直推。

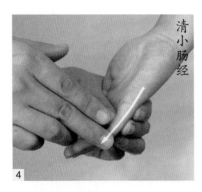

清小肠经

4　清小肠经300次。沿小拇指侧面边缘，从指根推向指尖。

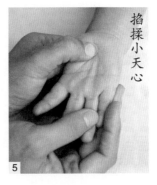

掐揉小天心

5　掐揉小天心100次。先用大拇指指甲掐位于手掌根部、大鱼际与小鱼际相接凹陷处的小天心，再用大拇指指腹揉。

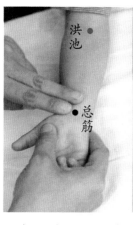

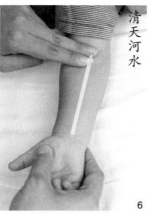

清天河水

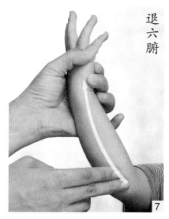

退六腑

6 清天河水 300~500 次。用食指和中指两个
　手指，沿手臂内侧由手腕推向手肘。

7 退六腑 300~500 次。用大拇
　指或食指、中指推前臂靠小
　拇指那一侧的直线，自肘推
　向腕。

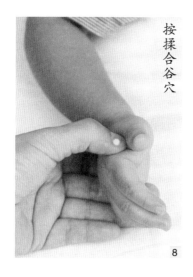

按揉合谷穴

8 按揉合谷穴 1~2 分钟。往食指方向
　按揉拇指和食指指骨交接的地方。

这套手法有清热解毒、凉血透疹之功。

当宝宝的体温下降之后，退六腑的手法可
以逐步撤去，其他手法继续坚持，清天河水的
次数也可以逐步减少。

如果宝宝发病期间伴随咳嗽、有痰、舌苔白厚的情况，则需要加上健脾化痰、宣肺止咳的手法，比如并发症是支气管炎，这时的手法就应该是：

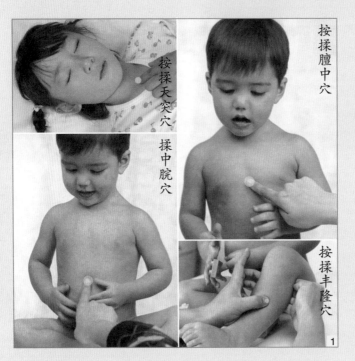

1　按揉天突穴、膻中穴、中脘穴和丰隆穴 4 个穴各 3~5 分钟。

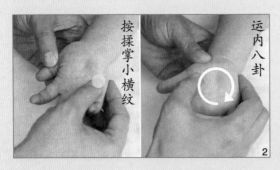

2　按揉掌小横纹 3 分钟，运内八卦 300 次。

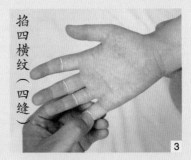

3　如果舌苔厚，掐两只手四缝穴 10~20 次。

在高热渐退、皮疹缩小，其他兼症缓解时，改用保健的手法，健脾和胃、燥湿除烦、提高正气、增强抵抗力：

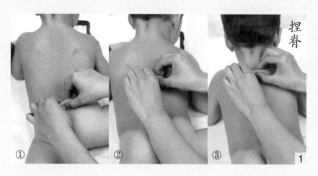 捏脊

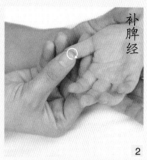 补脾经

1　捏脊10遍。

2　补脾经300次。顺时针方向旋推拇指指腹。

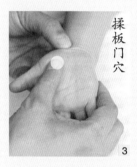 揉板门穴

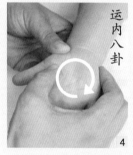 运内八卦

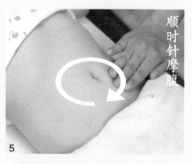 顺时针摩腹

3　揉板门2分钟。用大拇指的指端揉手掌的大鱼际。

4　运内八卦200~300次。用大拇指或食指、中指指尖轻轻地在手掌内侧沿大、小鱼际及指关节末端画圈。

5　顺时针摩腹3~5分钟。以肚脐为圆心，用手掌或者食指、中指指端顺时针方向在宝宝的肚子上缓缓转圈。

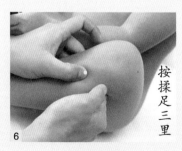 按揉足三里

6　按揉足三里2分钟。用大拇指指腹按揉足三里。

很多学生都曾问过我，手足口病有没有预防的方法。其实，预防手足口病，最主要的是注意两点：一方面可以用预防感冒的手法，比如坚持给孩子做外感四大手法，这样能提高孩子的免疫力。另外就是交叉使用脾胃保健的手法。脾胃为后天之本，是抵抗力的源头，把脾胃保健做好了，等于大本营坚固，即便真的不小心被传染上疾病，也有抵抗的资本。

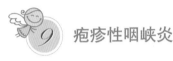

9 疱疹性咽峡炎

疱疹性咽峡炎是由肠道病毒引起的以急性发热和咽峡部疱疹溃疡为特征的自限性疾病。这种病以呼吸道为主要传播途径，传播快，感染性较强，易散发或流行，夏秋季为高发季节，主要侵袭1~7岁儿童。一般病程4~6日，重者可达2周。

在我们呼吸道的表面有一种带无数纤毛的细胞，这些纤毛好像一把大扫除的刷子一样，不断将吸入并黏附在呼吸道上的小颗粒如粉尘、病菌等向外清扫，直到排到喉头咳出。但小儿呼吸道上的这种纤毛活动比较微弱，因此"自洁"功能也就相对较差。而且小孩的鼻毛也没有发育完全，就特别容易被空气中的病毒侵袭。

疱疹性咽峡炎一旦发作，在扁桃体前部、软腭、悬雍垂等部位会出现灰白色疱疹。常常会出现高热，并伴有咽喉痛、头痛、厌食、口臭等症状，有时还会头痛、腹痛或肌痛。疱疹性咽峡炎和手足口病常常容易混淆，二者都伴有发烧及口腔疱疹的状况，但最大的区别是疱疹有没有发展。疱疹性咽峡炎的疱疹仅仅出现在口腔中，发病快，起病急，往往还伴有高烧不退、拒绝进食的症状。而患手足口病的孩子疱疹会不断增加，先是嗓子里有疱疹，随后会发展到手心脚心都有疱疹。手足口病出的疹子一般如小米粒或绿豆大小，周围有发红的灰白色小疱疹或红色丘疹，不痛、不痒、不结痂。

当宝宝患有疱疹性咽峡炎后，妈妈可以用这套手法对宝宝进行按摩：

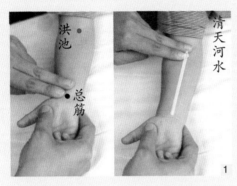

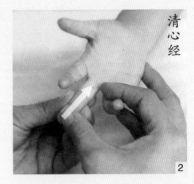

1 清天河水300次。用食指和中指两个手指，沿手臂内侧由手腕推向手肘。

2 清心经300次。从指尖向指根方向直推中指内侧。

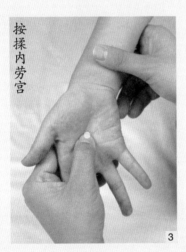

3 按揉内劳宫2分钟。用大拇指指端一边按一边揉位于手心中指和食指掌骨的中间靠近中指的内劳宫穴。

高烧时增加以下手法：

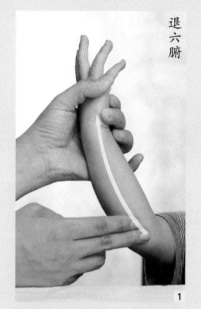

退六腑

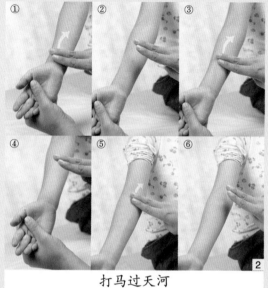

打马过天河

1 退六腑300~500次。

2 打马过天河20~30遍。

咽喉疼痛时增配下面的手法：

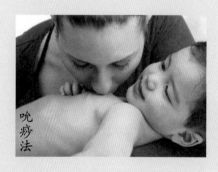

吮痧法

吮痧大椎穴、天柱骨、扁桃体外方和天突穴。
在宝宝脖子的前前后后都吮上痧，出痧有助
于排病邪。

宝宝患有疱疹性咽峡炎时，妈妈最好对孩子进行适当隔离，因为这种疾病具有一定的传染性。对于宝宝的餐具，一定要进行沸水消毒处理，防止交叉感染。

治疗期间要让宝宝多注意休息，不要剧烈活动，要让宝宝保持充足的睡眠，多喝水。饮食上要注意保持清淡，多给孩子吃一些富含维生素的青菜、水果等，忌口煎炸类的油腻食品，另外海鲜和鱼虾一定要杜绝。不要让孩子吃刺激性食物，无论是过热还是过冷的食物，都容易刺激口腔破溃部位，从而引起疼痛。

当宝宝生病时，妈妈的内心一定要强大，要对自己的按摩手法有信心。同时要密切关注宝宝的病情变化。如果妈妈没有经验，无法确诊宝宝的病情，一定要及时去医院，确诊宝宝是什么疾病后，再用相应的按摩手法进行处理。

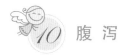

10 腹泻

我们通常根据宝宝大便的颜色和次数来判断宝宝是不是拉肚子了。对于1岁以内的宝宝来说，特别是吃母乳的宝宝，每天即便3~4次大便，只要性状、气味无异常就可以放心。如果宝宝每天大便5~8次，粪便呈黄绿色，带黏液或呈蛋花汤样，气味酸臭，这就说明宝宝拉肚子了。

一旦宝宝拉肚子，不论是什么原因引起的，控制好宝宝的饮食是首先要做的。曾经有妈妈告诉我，她的宝宝腹泻一个多月都没好，我一问才发现是她家宝宝在饮食上控制不当。

有时，腹泻的原因我们不一定能一下子判断准确，不管是什么原因引起的腹泻，妈妈都可以先用以下按摩手法帮助宝宝缓解症状。

1 逆时针摩腹3~5分钟。用食、中指或者全手掌在肚脐四周外围做逆时针方向的推动，力度轻柔。如果天气冷，可以隔着一层衣服给宝宝摩腹，此时力道要稍微重一些。即便如此，这个手法整体来说也是非常轻柔的。如果妈妈掌握不好力道，就尽量轻轻地按，时间长一些，也能以量取胜。

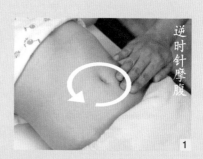

逆时针摩腹

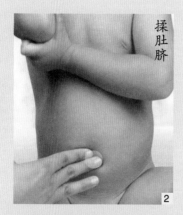

揉肚脐

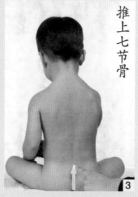

推上七节骨

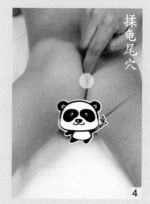

揉龟尾穴

2 揉脐200~300次。用食中指压在宝宝肚脐上揉，揉的时候可以不分顺逆时针，用揉动肚脐来带动肚脐周围的肌肉运动。

3 推上七节骨300~500次。用拇指或食、中二指指面自下向上从尾椎骨开始推至腰部最凹处。

4 按揉龟尾穴2分钟。用手顶住宝宝尾骨最下端，往上方按揉，力度适中，不要太轻，但也不要太重。

我记得雨欣 2 岁半时有一次腹泻，那时是夏天，我们在外面吃的晚饭，饭后又一起去逛了超市。晚上八点左右我刚给她洗好澡，还没穿上衣服，小家伙说肚子痛，我就想简单帮她揉揉肚脐，但我马上闻到了她的臭屁，我还跟宝宝笑着说怎么给妈妈闻臭屁呀。后来她没有控制住，直接拉在床上了，我才意识到不妙，小家伙拉肚子了。我一时有点判断不出小家伙是没吃好、消化不良才拉肚子的，还是逛超市时冷气太足了才拉肚子。所以除了上面的四个手法，我还加了擦脊背工字型以激发她的阳气。

还好干预得及时，雨欣当天晚上拉过之后就恢复了。

如果孩子拉得比较严重，最好配合艾灸肚脐 30 分钟。

如果家里没有艾灸也可以使用黄豆灸。

这两种方法都能温热宝宝的肚子，扶正阳气，帮助宝宝尽快恢复。

宝宝恢复期间，妈妈也要注意让宝宝用一些清淡的饮食来过渡。很多家长觉得宝宝拉肚子把营养全拉掉了，很可怜。因此腹泻止住后就马上让他进补很多高蛋白的食物，这样的做法是不可取的。这个时候宝宝的脾胃还非常虚弱，因为脾胃功能差，补充的营养不仅无法消化吸收，还可能会导致腹泻症状的反复，也可能会引发积食，严重的还可能导致厌食。总之，妈妈一定要放轻松。现在营养物质极其丰盛，宝宝饿几天也不会出现营养不良。等宝宝肠胃完全恢复后再补都不迟。如果宝宝是受凉引起的腹泻，妈妈就要做好宝宝腹部的保暖。

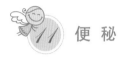 便 秘

宝宝便秘对于妈妈们来说也非常常见。孩子们正处在快速的成长发育期，他们的肠蠕动能力差，加上喂养过于精细，或者用药后导致肠功能紊乱，这些都会引起便秘。其实不规律的饮食和作息习惯也可能导致便秘。便秘不只是看几天拉一次，更重要的是看大便性状是否干硬，颜色是否发深发暗。有时每天大便的孩子也有便秘的情况，怎么区分呢？如果大便颜色深，严重时呈一粒粒的"羊屎蛋状"，即便每天都有大便，我们也要着手按摩了。推荐手法：

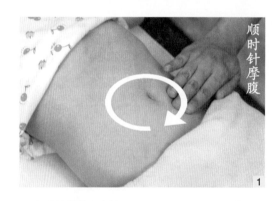

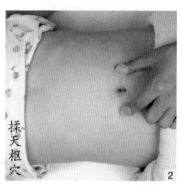

1 顺时针摩腹5分钟。以肚脐为圆心，用手掌或者食、中指指端顺时针方向在宝宝的肚子上缓缓转圈。如果可以一边给孩子讲故事，一边摩腹，你会发现孩子更容易配合，妈妈也不累。

2 揉天枢100~150次。用大拇指指腹揉腹中部、肚脐旁开2寸的天枢。

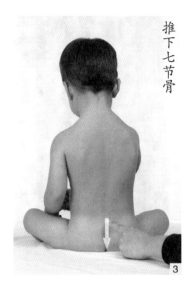

推下七节骨

揉龟尾穴

3 推下七节骨 100~300 次。用拇指或食、中二指面自上向下从宝宝腰部最低点的凹陷处推至尾椎骨。

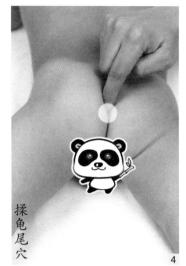

4 揉龟尾 100~300 次。用手顶住宝宝尾骨最下端，往上方向按揉，力度适中，不要太轻，但也无需太重。

另外，当宝宝出现便秘症状时，家长首先还是要从饮食上找原因。

纯奶粉喂养的宝宝，如果宝宝便秘得厉害，除了考虑换奶粉外，要让宝宝多喝水。这里我要特别强调，奶粉再好，都不及妈妈的母乳，母乳里的营养成分是任何奶粉都不可比拟的。除非真的是万不得已，强烈建议妈妈至少母乳喂养宝宝到 1 岁。

如果宝宝已经能够吃饭了，饮食的搭配就要丰富一点，想方设法让宝宝吃一些粗纤维的蔬菜或水果。这里特别推荐火龙果，火龙果是清凉的水果，它的黑籽能够加速肠道的蠕动，对于治疗便秘也是非常有效的。

对于大便成"羊屎蛋"的宝宝，我会建议大家加上更多泄热通便、平衡阴阳的手法：退六腑 300 次，推三关 100 次。

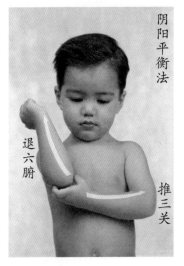

阴阳平衡法

退六腑

推三关

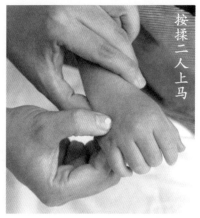

按揉二人上马

如果便秘时间超过 3 个月，这便是长期型的便秘，需要补水。可以想象一下，周而复始的便秘，导致便便在肠内都干结了，这种情况是无水行舟。这时，光用上面的穴位是不够的，我推荐加上按揉二马穴 3~5 分钟。这一手法是专门滋补肾阴、补水的良方。上面这两个手法很多妈妈都应用过，效果非常好。

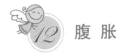

12 腹 胀

新生儿尤其是早产儿在喂奶后腹部常常会有轻微或较明显的隆起，这就是通常所说的"生理性腹胀"。一般来说，小宝宝的肚子看起来鼓鼓胀胀的，那是因为宝宝的腹壁肌肉尚未发育成熟。在腹肌没有足够力量承担的情况下，腹部却要容纳各种内脏器官，因此腹部会显得比较突出，特别是宝宝被抱着的时候，腹部会显得有些下垂。此外，宝宝的身体前后是呈圆形的，不像大人那样略呈扁平状，这也是让宝宝肚子看起来比较突出的原因之一。只要宝宝安静，腹部柔软，摸不到肿块，排便正常，生长发育良好就没有任何问题。

但是常常也会有这样的状况：宝宝肚子比平时大，腹部敲起来就像打鼓一样，不想吃东西，还时不时打嗝甚至呕吐，没有精神。这就可能是胀气引起的腹胀。这种状况在新生宝宝中特别常见。宝宝进食、吸吮时太急促而使腹中吸入了空气，奶瓶的奶嘴孔大小不合适造成空气通过奶嘴的缝隙而进入宝宝体内；也可能是宝宝过度哭闹时吸入奶水或其他食物，在消化道内通过肠内菌和其他消化酶作用而发酵，产生大量的气体而导致腹胀。对于这样的腹胀，可以用下面的方法按摩：

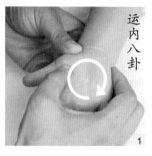

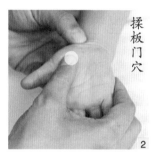

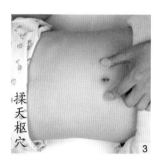

1 运内八卦 200~300 次。用大拇指或食指、中指指尖轻轻地在手掌内侧沿大、小鱼际及指关节末端画圈。

2 推板门 200 次。用大拇指的指端揉手掌的大鱼际。

3 按揉天枢 1~2 分钟。用大拇指指腹揉肚脐两侧的天枢。

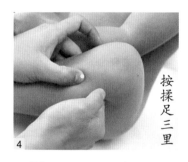

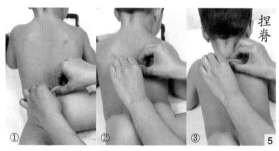

4 按揉足三里穴 1 分钟。用大拇指指腹揉膝盖两侧的足三里。

5 捏脊 5~10 遍。

这套手法不但腹胀时可以使用，也可以用作保健手法，预防消化不良导致的腹胀气。喂奶时，应当注意让奶水充满奶瓶嘴的前端，不要有斜面，以免宝宝吸入多余的空气。喂完奶后，把宝宝竖起来推天柱骨100~200下，帮宝宝排嗝。如果宝宝消化功能不完善，就要少吃容易在消化道内发酵并产生气体的食物，例如甘薯、栗子、豆子等。

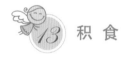 积食

宝宝"脏腑娇嫩、形气未充"，尤其是宝宝的五脏六腑各方面的功能还都不完善。在消化方面就突出表现为脾胃娇嫩、消化功能弱。

古训有云："欲得小儿安，常带三分饥与寒。"这是祖先留给我们育儿的宝贵经验。这里面讲的"三分饥"，其原则就是要使宝宝吃到七分饱，留三分余地。保持七分饱，脏腑就不容易损伤，不易患上腹胀、腹痛、腹泻等肠胃病。

在我接触的很多案例中，让妈妈特别发愁的一点就是宝宝不爱吃饭，看到饭碗就直摇头。有的妈妈甚至一想到喂宝宝吃饭，就感觉压力很大。还有一些夸张的例子，比如妈妈喂宝宝吃饭喂到崩溃，宝宝一边吃一边哭，妈妈着急得也是边喂边流泪。其实大多时候，宝宝不爱吃饭是因为积食了。

道理其实很简单。如果我们把孩子的肠胃比做童工，那么让宝宝吃得过多、过饱，就像是让一个童工完成一个成年人的工作量，那么长期超负荷的工作就会使它病倒、罢工了。我记得有一个妈妈把她给11个月大的孩子的一日食谱给我看，非常详细。但我看了吓一跳，从早到晚，正餐和加餐，加上每天吃2~3种水果，

一共十几餐，当然量都不是很多。但这样孩子的脾胃可是受了苦了，没有休息的时候。虽然我们常说少食多餐，但也不能这样来喂。

现在很多双职工家庭的宝宝在入园前大部分是由家里长辈帮忙照料。孩子的祖辈大都经历过六十年代的饥荒和物质匮乏，所以，那种吃不饱的记忆一直在潜意识中挥之不去。这会让她们特别在意孩子是否吃饱了、吃够了、吃营养了，天天琢磨各种花样给宝宝吃。蛋、奶粉、水果和一日三餐，有时再搞点进口零食，这完全违背了古训的教导。还有很多老人也怕宝宝摔了、碰了、累了，去哪玩都是把宝宝抱在怀里，或者让他坐推车。这就导致很多宝宝运动量不足，体内消化不掉，自然胃口差。

这种情况下宝宝的脾胃已经受伤，从小儿推拿的角度我们怎么处理呢？

给各位推荐一些改善宝宝胃口的推拿手法：

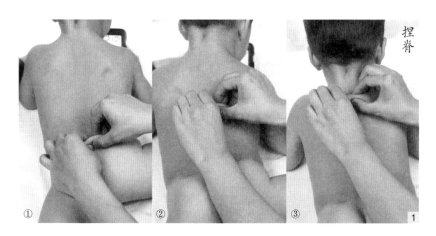

1 捏脊5~10遍。捏脊除了有调阴阳、理气血、和脏腑、通经络、强身健体的作用外，还可以在日常保健过程中与摩腹、按揉足三里、补脾经等合用，无论是先天不足还是后天脾胃失和的宝宝都可以使用。单独使用捏脊也可以对肠胃病、小儿疳积等消化类疾病有很好的调理作用。

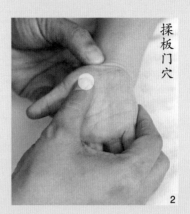

揉板门穴

2 揉板门 2~3 分钟。在宝宝手掌大鱼际的位置做揉法，力度适中，平时保健揉 2~3 分钟，如果生病则揉 3~5 分钟。揉板门可以健脾和胃、消食导滞，可以解决宝宝脾胃蠕动慢、吸收功能差、胃动力不足的问题。

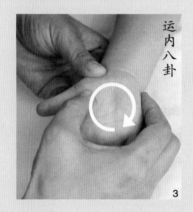

运内八卦

3 运内八卦 300 次。在宝宝掌面上的掌心外围区域做顺时针方向运转，力度要非常轻柔，划过掌面后有一种痒痒的感觉。如果宝宝月龄大，建议每次运 300~500 次。运内八卦的作用和揉板门很像，也是具有健脾和胃、消食导滞的作用。

很多时候我都是在雨欣吃撑了，或者刚刚吃饱就睡下时，把揉板门和运内八卦两穴一起用，帮助她的脾胃来运化。

当宝宝呕逆的时候，可以逆时针运内八卦 300~500 次。这个手法对于容易晕车的小宝宝效果也特别好。

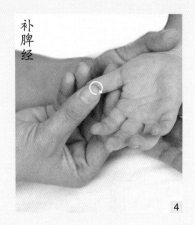

补脾经

4 补脾经300次。在宝宝大拇指螺纹面做顺时针旋推，频率要高，300次最好在2分钟之内完成。这个手法使用时最好使用润肤露、爽身粉等按摩介质，这样会使按摩更加顺畅。

4

5 按揉足三里。

5

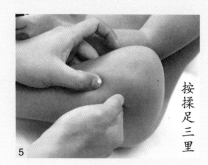

按揉足三里

此穴位有两个取穴方法：从宝宝外膝眼开始向下，宝宝四横指下方，胫骨外侧面。给宝宝找这个穴位我更推荐另一个取穴法，推胫骨外侧面，从小腿下方往膝盖方向推，推进过程中遇到很明显的阻力，推不上去的位置就是足三里。可以再用外膝眼下量四横指反证一下是否一致。日常保健可以常按揉足三里100~150次。足三里这个穴位在我们人体中绝对是一个大穴，属于四大长寿穴之一。对于气血虚弱、气力不足、气虚贫血的孩子都可以使用。

如果宝宝脾胃比较弱，饭吃得不好，妈妈们都可以试试上面的方法。当然，给宝宝的肠胃留出空间也很重要，妈妈只要配合饮食控制做好按摩，宝宝的脾胃功能就会越来越强大。

最后，需要特别提醒各位妈妈的是，吃饭是一件自由的事，孩子想吃就吃，不想吃的时候，妈妈不要逼迫。要放下对孩子不吃饭的焦虑，妈妈越焦虑，孩子越容易吃得不好。同时，要注意培养孩子良好的饮食习惯，让孩子少吃零食。因为担心孩子错过正餐饿肚子而为他准备很多零食，有百害而无一利。

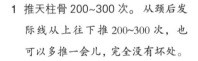

14 呕 吐

对于年幼的宝宝来说，呕吐也是经常出现的症状之一。因为孩子的胃比成年人浅，所以我们经常看到宝宝吃多了会吐，感冒发烧也会吐，肠胃不适也会吐……如果只吐一次也就算了，但有时候宝宝会反复呕吐，这个时候不仅宝宝难受，父母也会感到心疼。

急性呕吐的止呕手法有：

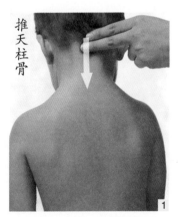

1 推天柱骨 200~300 次。从颈后发际线从上往下推 200~300 次，也可以多推一会儿，完全没有坏处。

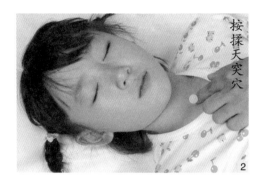

2 按揉天突穴 2~3 分钟。在按揉这个穴位的时候，不要往锁骨窝深处用力，而是把着力点放在锁骨窝的骨缘上。对于呕吐严重的宝宝还可以艾灸中脘穴 30~40 分钟，反复呕吐的宝宝在 2~4 个小时内要禁水禁食。

　　推天柱骨治疗小宝宝吐奶效果最明显。可以在宝宝吃完奶之后推，然后再拍嗝。雨欣刚刚出生时吐奶很严重。后来我每天喂奶后，坚持推雨欣天柱骨 200 次，没过多久，雨欣就完全不吐奶了。

　　雨欣小时候不配合按揉天突穴，我通常趁雨欣入睡之后才按摩，否则很难在时间上做到位。有时为了效果好一点，这个穴位我会按摩 3~5 分钟，这对于治疗宝宝干呕、痰多和吐奶效果都特别好。

　　在呕吐间歇期间的调理手法：

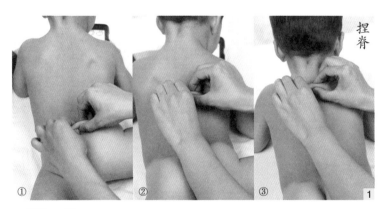

1 捏脊 20 遍。

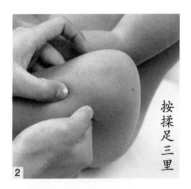

按揉足三里

2 按揉足三里2~3分钟。呕吐时按摩这个穴位能调和脏腑、理气血，避免因为呕吐造成的肠胃功能紊乱。

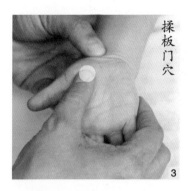

揉板门穴

3 揉板门300次。用大拇指的指端揉手掌的大鱼际。

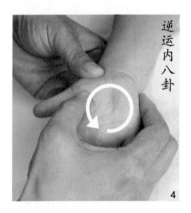

逆运内八卦

4 逆时针运内八卦300次。用大拇指或食指、中指指尖轻轻地在手掌内侧沿大、小鱼际及指关节末端逆时针画圈。

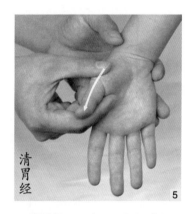

清胃经

5 清胃经300次。从拇指外侧面指根推向指尖。

以上这几个手法都能降逆止呕。其他配穴还可以加上：

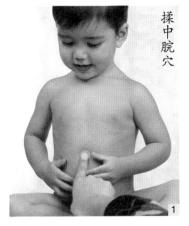

揉中脘穴

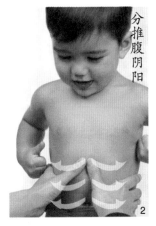

分推腹阴阳

1　揉中脘穴 2~3 分钟。用指端或掌根揉肋骨末端至肚脐连线的中心。

2　分推腹阴阳 200~300 次。从中脘往两边有弧度地推，或自中脘至脐平推。

上面两个手法对于急慢性肠胃炎都有非常好的治疗效果。

宝宝恢复时间需要 2~3 天，在此期间尽量别让宝宝喝奶粉，以白粥、小米粥为主食，先安稳后再慢慢恢复正常饮食。这期间，宁可让宝宝饿着，让脾胃休息，也不能过早进补，使病邪恋战。

另外，推荐几个日常保健的手法：

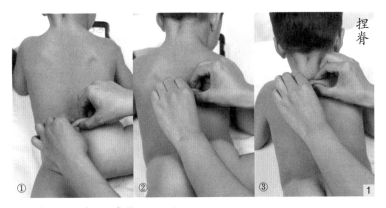

捏脊

①　②　③

1　捏脊 5~10 遍。沿脊椎从下往上捏。

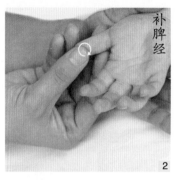

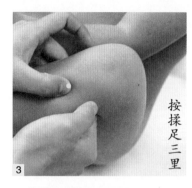

2 补脾经 300 次。在大拇指指腹
　处顺时针画圈。

3 按揉足三里 1~2 分钟。用大拇指
　指腹按压膝盖外侧的足三里。

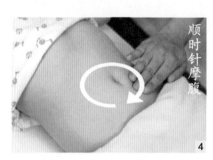

4 摩腹 3~5 分钟。以肚脐为圆
　心，用手掌或者食、中指指
　端沿顺时针方向在宝宝的肚
　脐四周缓缓转圈。

 15 轮状病毒

　　进入秋冬季节，宝宝就特别容易感染轮状病毒，从而引发腹泻。这种腹泻与
一般的腹泻不一样，它并非是由细菌群紊乱或腹部受凉引起的，而是由轮状病毒
引起的。这种腹泻大多发生在两岁以下的婴幼儿身上。前期主要表现是发热，因
此也常常被家长误以为是感冒，从而耽误病情。在病程中期，宝宝开始呕吐，在
第 3~5 天时开始腹泻，拉蛋花汤样的稀水便，严重时一天要拉 10 多次。很多家长

会把轮状病毒引起的腹泻当作普通腹泻，从而采用给孩子补充益生菌或服用抗生素的方法来治疗。

这个病是具有自愈性的，腹泻持续7~10天后会自行恢复。国外医生处理轮状病毒引起的腹泻时是不让宝宝吃药的，就是多喝水，饮食清淡，多休息。有的妈妈问我，小儿推拿对轮状病毒腹泻有效吗？我的答案是，小儿推拿能够提升宝宝体内的正气，也就是增强体质，体质增强后，同样的问题，宝宝恢复时间更短，病好得更快。

秋季腹泻的典型症状是上吐下泻，因此秋季腹泻的按摩重点应该是健脾和胃，通常来说需要采用止呕止泻的手法。

具体的止呕手法有：

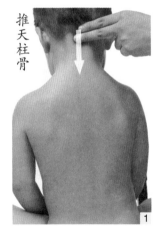 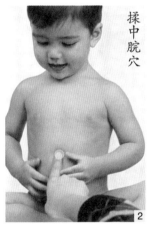 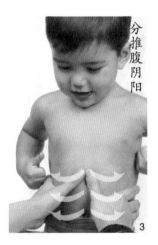

1 推天柱骨300次。用拇指或食中指自上而下直推颈后发际正中至大椎穴成一条直线处。

2 揉中脘2~3分钟。用指端或掌根揉肋骨末端至肚脐连线的中心。

3 分推腹阴阳200~400次。从中脘往两边有弧度地推，或自中脘至脐平推。

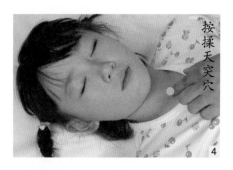

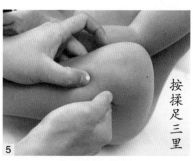

4 按揉天突穴 1~2 分钟。用中指指端按揉 锁骨的中心。

5 按揉足三里 1~2 分钟。用大拇指指 腹按揉腿部两侧的足三里。

急性呕吐期间，要让宝宝 2 个小时禁水、禁食，否则喝下去也会吐出来。当孩子没有吐泻时，可以逐步恢复饮食。

具体的止泻手法有：

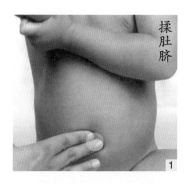

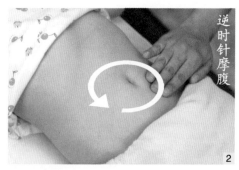

1 揉脐 2~3 分钟。用食、中指压 在宝宝肚脐上揉，力度要适中， 尽量带动肚脐周围的肌肉运动。

2 逆时针摩腹 3~5 分钟。用食、中指或者全手 掌在肚脐四周外围做逆时针方向的推动。

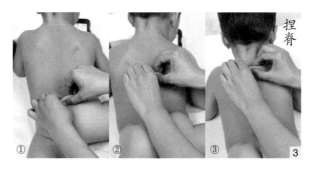

3 捏脊 10~20 次。

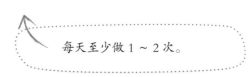

每天至少做 1 ~ 2 次。

如果宝宝有发烧症状，还要加上退烧的手法：

清天河水 300~500 次。如果宝宝体温在 38.5℃以上，用食指和中指两个手指，沿手臂内侧由手腕推向手肘。

生病期间，一定要帮助宝宝调整饮食，以米汤和稀粥为主。

如果宝宝腹泻严重，大便有黏液，我建议配合艾灸中脘、肚脐、关元、肾俞（肚脐背面），各20~30分钟为宜。一般配合艾灸，3天一定起效。如果是用随身灸艾灸，艾灸的时间需要翻倍。

宝宝痊愈后的巩固手法：

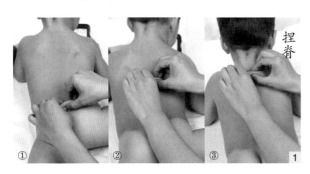

1 捏脊 5~10 遍。

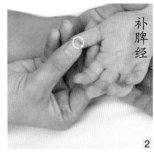

2 补脾经 300 次。顺时针方向旋推拇指指腹。

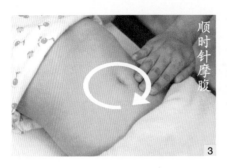

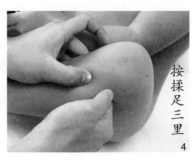

3 顺时针摩腹 3~5 分钟。如果没有拉肚子，顺时针摩腹就可以。

4 按揉足三里 1~2 分钟。

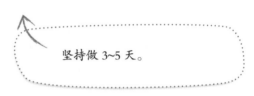

坚持做 3~5 天。

16 痢疾

　　腹泻和痢疾是两种不同的疾病，引发腹泻的原因很多。大多是由肠道紊乱引起的，例如肠蠕动亢进、分泌增多或吸收障碍等。而痢疾则是细菌感染引起的，临床表现为腹痛、腹泻、黏液脓血便等。两种疾病的原因不同，使用的手法也不相同。

　　痢疾的按摩手法：

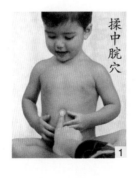

1 揉中脘 2~3 分钟。用指端或掌根揉肋骨末端至肚脐的二分之一处。

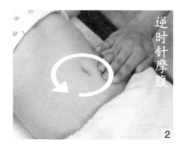

2 逆时针摩腹 2~3 分钟。以肚脐为圆心，用手掌或者食指、中指指端沿逆时针方向在宝宝的肚子上缓缓画圈。

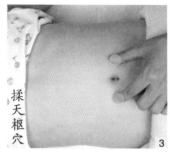

3 揉天枢 2~3 分钟。用大拇指指腹揉腹中部、肚脐旁开 2 寸的天枢。

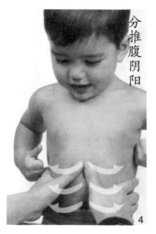

4 分推腹阴阳 200~400 次。从中脘往两边有弧度地推，或自中脘至脐平推。

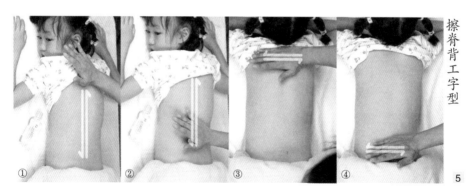

5 工字擦背。擦热脊柱、督脉及两侧膀胱经，其中对应前方脾胃和大肠处的脊背位置要作为重点，需要加长按摩时间。

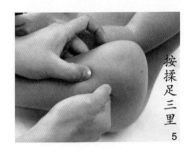

6 按揉足三里2~3分钟。用大拇指
指腹按揉腿部两侧的足三里。

因为痢疾对正气消耗特别厉害，所以要用艾灸灸宝宝肚脐、天枢、关元和肚脐背部相对的肾俞、命门和肚子前后各灸30分钟，饮食上多给宝宝喝一些浓米汤。

也曾有妈妈问我，因为中医会把痢疾分为寒湿型、疫毒型、湿热型、虚寒型等多种，对于这些不同类型的痢疾，使用的手法是否需要进行适当的改变。在我看来，没有专门学过中医的妈妈要辨别是哪种类型很难。

对于痢疾这种细菌性感染引发的疾病，我建议一定要使用艾灸。艾灸对于提升阳气有着绝佳的效果。在痢疾的发病过程中，宝宝的阳气被大量消耗，按摩虽然能促使宝宝自我调整，但宝宝身体能量已经被大量消耗，没有力量进行调整，而艾灸就能达到补充力量的效果。两者配合起来能达到很好的效果。

如果妈妈没有进行过专业的学习和培训，我建议可以将小儿推拿作为一种辅助的治疗手段。毕竟痢疾发病快、病情急，如果妈妈没有学习过专业的手法，效果可能会打折扣。在这样的情况下，妈妈最好在医生的指导用药，同时使用小儿推拿进行辅助治疗，这样也能更快地帮助宝宝恢复健康。

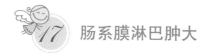

17 肠系膜淋巴肿大

宝宝肠系膜淋巴肿大，又称小儿肠系膜淋巴结炎，它是近几年来在临床中的常见病及多发病，发病群体尤以 2~6 岁的孩子为主。肠系膜淋巴结肿大最主要的症状是脐周及小腹痛，疼痛时间约为 2~5 分钟，宝宝活动后、晨起及饭后或饮食失节时特别容易发生。这种疼痛与其他的肚子痛不一样，是一种锐痛，很难忍受。当宝宝反复发热或痰热较重时就特别容易发作，尤其是那些爱吃冷饮、油炸食品，或者偏爱肉食的宝宝特别容易发生肠系膜淋巴肿大。

淋巴结是免疫系统的组成部分，一旦周围有感染，炎症就会激活淋巴结去工作，这时淋巴结会有所增大。当孩子感冒时，我们通常能在他们的耳朵、头颈等部位摸到肿大的淋巴结，这是淋巴系统受到刺激而作战的信号。多数情况下，小儿肠系膜淋巴结炎主要是由于呼吸道反复感染、多次使用抗生素破坏了肠道免疫功能所致。

对于肠系膜淋巴结肿大的按摩方法主要是按揉足三里 3~5 分钟。足三里是临床当中最常用的一个治疗点。一般孩子肚子痛时多拒绝按腹部，所以建议从远端取穴，足三里是其中最好用的一个穴。

我曾在从上海到北京的高铁上遇到隔壁车厢一位男性。他出现了急性左下腹剧烈疼痛，乘务员通过广播紧急寻医。听到广播后我便过去看看能否帮忙，我发现他面色苍白，肢体因紧张而僵硬。后来我就通过按揉足三里这个穴位成功帮助了他。当时虽然没有医疗设备的检查，无法知道他的真实病因和病名，但我仍然通过简单地辨证取穴帮他缓解了疼痛，这也是我最欣慰的事。

而针对宝宝肠系膜淋巴肿大的按摩手法就是：

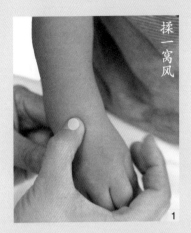

揉一窝风

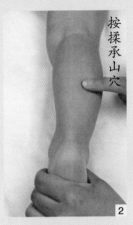

按揉承山穴

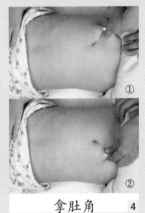

①

②

拿肚角

4

1 按揉一窝风 1~2 分钟。一窝风是止腹痛的要穴。用中指或拇指端重揉位于手背腕横纹的正中凹陷处。

2 拿承山穴 50 次。当稍微施力跷起脚尖时，小腿后侧肌肉浮起的尾端就是承山穴。用拇指指腹按揉承山穴。

4 拿肚角 5~10 次。当宝宝有腹部疾病时，肚角会变得特别敏感。一般宝宝都不太会让碰这个部位，因此在按摩手法中，常常把这个穴位放在最后。用拇指和食、中两指相对用力拿捏位于脐下 2 寸、旁开 2 寸的大筋处。

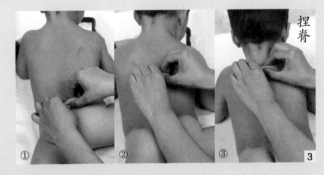

①

②

③

捏脊

3

3 捏脊 5~10 遍。

如果宝宝胃口好、喜食肉、嘴唇红，表示宝宝肺胃实热。这时还可以用以下手法：

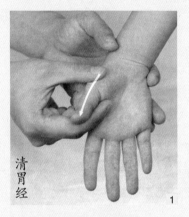

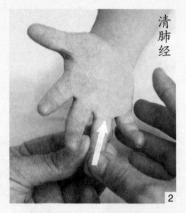

1 清胃经300次。从拇指外侧面由指根推向指尖。

2 清肺经300次。沿无名指从指尖向指根方向直推。

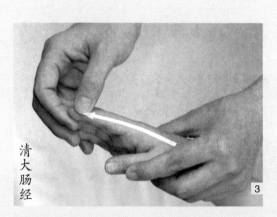

3 清大肠经300次。从虎口直推向食指尖。

如果是刚好饱餐后，还可以加一些健脾和胃的手法：

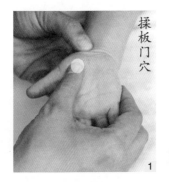

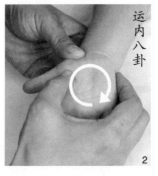

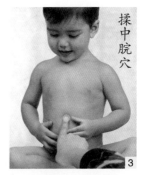

1 揉板门1~2分钟。

2 运内八卦300次。

3 揉中脘2~3分钟。

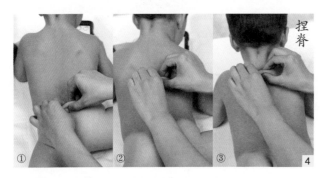

4 捏脊10~20遍。

如果此时还有发热，当然就可以用我前面介绍过的退热的手法：

清天河水300~500次。用食指和中指两个手指，沿手臂内侧由手腕推向手肘。

打马过天河20遍。用食指和中指两指蘸清水，然后从腕到肘方向在皮肤上轻轻拍打。

如果宝宝体温超过了39.5℃，要加退六腑300~500次。用大拇指或食指、中指推前臂靠小拇指那一侧的直线，自肘推向腕。便秘严重者还要加上通便四大手法（详见便秘一节）。

如果舌苔厚腻、不思饮食，可以掐四缝 10 遍。

如果没有便秘，反而有拉肚子的现象，上面那些治疗便秘及清热的手法要慎用。这时可以艾灸神阙穴 20 ~ 30 分钟。

我一位朋友的女儿，3 岁左右时得过肠系膜淋巴肿大。她当时的症状是夜里高烧，伴随急性腹痛。父母以为是急性阑尾炎，半夜冲进医院挂了急诊，做 B 超后发现并非阑尾炎。就做了一般的腹痛处理——打点滴。打完点滴，孩子安静了没几天，一天半夜又突发状况，这样折腾了三次，才发现是肠系膜淋巴肿大，朋友一家被折腾得筋疲力尽。当他们把宝宝的情况告诉我后，我用上面介绍的手法指导她给宝宝按摩。两周后，她的宝宝就恢复了健康。直到现在，她的宝宝已经7 岁了，肠系膜淋巴肿大的状况再也没有复发。

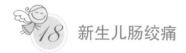

18 新生儿肠绞痛

妈妈要警惕宝宝肠绞痛。研究显示约有10%~20%的婴儿曾有肠绞痛的现象。它一般开始于婴儿二至四周大时，四到六周时会达到高峰，通常最晚到六个月左右会自动改善。有些小婴儿会突然出现大声哭叫，可能持续几小时，也可能阵发性发作。哭的时候婴儿面部渐红，口周苍白，腹部胀而紧张，双腿向上蜷起，双足发凉，双手紧握。抱哄、喂奶都不能缓解，最终以宝宝哭得力竭、排气或排便而停止，这种现象通常称为婴儿肠绞痛。这是由于婴儿肠壁平滑肌阵阵强烈收缩或肠胀气引起的疼痛，是小儿急性腹痛中最常见的一种。

肠绞痛一旦发作，宝宝常会有反复的腹痛及哭闹，在白天时会比较好，但傍晚或晚上时，宝宝就会间隔不定地突然嚎啕大哭，而且会连续哭闹几个钟头，不论做什么努力，都很难让他安静下来。

是不是婴幼儿在半夜哭泣就一定是肠绞痛呢？要确定婴幼儿是否为肠绞痛，必须先观察宝宝是否是因为有其他需求而哭泣，如肚子饿了、尿布湿了、鼻塞、环境温度太冷或太热，或是做梦，也有的宝宝是睡醒后想要有人抱或找人玩所以才哭闹。如果都不是，才要考虑是否为肠绞痛所引起的肚子痛了。另外，如果宝宝患了中耳炎、肠套叠、疝气等疾病也会哭闹不安。尤其以肠套叠最常见，这是指肠子的前段套入后段的肠腔内，从而产生肠黏膜肿胀及肠道阻塞。

如何来改善或治疗婴儿肠绞痛？虽然大部分孩子到了6个月后会自行缓解，不过如何熬过这非常时期，如何对付这难缠的"夜啼郎"呢？

我有一个学生叫华瑾，她的好朋友生了一对双胞胎，本来是很开心的，但双胞胎哥哥从出生不久开始，每天到了晚上七点钟就开始号啕大哭，直到快4个月时都没有缓解。七点钟几乎成了魔咒，而且他每次都是剧烈地哭到呕吐，去医院检查，也没有特别好的治愈办法，医生说这孩子是高危婴儿，全家人都很无助。华瑾问我能不能给她治疗方案来帮助这个宝宝。

我怀疑这个孩子就是明显的婴儿肠绞痛，所以我教她用双手搓热后空掌扣压在宝宝的肚脐上做震颤，另外配合推揉华佗夹脊穴。华瑾当天就给孩子使用了这些方法。刚好小家伙喝好奶，她先用了推天柱骨的手法，这个宝宝马上就开始排嗝气，然后她又用了推揉华佗夹脊穴的方法，奇妙的是一边推拿，这个宝宝一边噗噗地排气。当天晚上就打破了7点钟的魔咒，晚上8点宝宝就沉沉地睡着了。一家人都感叹小儿推拿太神奇了，他们经历了太多个痛苦难熬的夜晚。无数家医院都无力治愈的顽症，居然简单的几个手法就能改善。

所以如果无法判断小婴儿是否是肠绞痛，你也可以先用以上几个手法处理一下，如果能顺利缓解，那么也不需要去医院了。

针对宝宝肠绞痛的按摩方案：

1 双手搓热，以掌心内劳宫穴对准孩子的肚脐，空掌轻轻下压肚脐的同时做震颤，直至手掌温度降低。再次搓热手掌，轻压肚脐震颤，反复操作5~10次。配图为揉脐，大家可根据以上描述的方法操作。

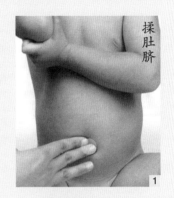

揉肚脐

2 另外，推揉华佗夹脊穴是全方位改善孩子神经紧张、传导异常造成的间歇式疼痛的方法，包括对于改善孩子睡眠都有非常棒的效果。建议可以在白天宝宝趴着玩的时候推10~20分钟，坚持一周。

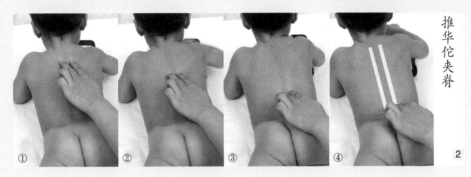

① ② ③ ④

推华佗夹脊

　　另外，小月龄宝宝特别容易吐奶，对于这种情况，简单的一个手法就能搞定：推天柱骨100~200次。从宝宝的颈后头部发际线往下推至大椎穴。宝宝小，脖子短，即便只能推短短的一点距离也不要轻视。每次宝宝吃好奶就推，比拍嗝还有效，坚持一周后能完全摆脱宝宝吐奶的问题。

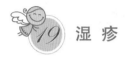

19 湿 疹

常有不少父母因为小宝宝湿疹发作得很厉害，纷纷前来咨询。湿疹是一种常见的过敏性、炎症性皮肤病，以婴儿湿疹为多见，没有明显的季节性，在身体的任何部位均可发生。湿疹最初是几个小红点，成片状，干燥后像结痂似的，会起皮，一旦遇热，颜色就会加重，红点突出明显，如果不积极预防，就会越长越大。

我曾经见过一个朋友的孩子，才3个多月，因为妈妈处理不当，湿疹越发越多，最后布满全脸。湿疹的病因目前尚不清楚，但过敏体质以及精神受刺激、神经高度紧张容易诱发湿疹。气候和环境的变化、生活中大量使用化学制品、精神紧张、生活节奏加快、饮食结构改变等因素使湿疹的发病率呈上升趋势。

当孩子长到一两岁后，湿疹的发病率会大大降低。但在宝宝两岁以前，湿疹的发病率都特别高。

西医大多使用激素类药物治疗湿疹，虽然症状有时可以得到缓解和控制，但非常容易复发，而且反复使用激素药物对身体也有很多的副作用。那么针对湿疹，有没有绿色安全、没有毒副作用，又可以从根本上治愈的方法呢？

我们先从中医的角度看看过敏性疾病是怎样的一个病吧。过敏性疾病范围很广，有鼻敏感、气管敏感、哮喘、结肠敏感、皮肤敏感、湿疹等，发病的部位主要有鼻子、气管、支气管、大肠、皮肤。说到底，过敏性疾病都是肺金之系的病。

中医理论认为肺与大肠相表里，开窍于鼻，在体为皮，其华在毛。其实，不论是肺、大肠、皮毛或鼻子，都有排泄的功能，而且都与外界环境接触。再看看病征。鼻敏感是流鼻水打喷嚏，气管敏感是过敏性咳嗽，哮喘则是久咳致喘，结肠敏感是泄泻，皮肤敏感和湿疹则是出疹、红痒。人体一旦感受外邪或邪气由内而生，身体都会试图将之排出，如果邪气重，排泄作用便会很亢奋，变成使人不适的各种过敏症状。因此，当春季万物复苏，气温变化多端时，肺就特别容易受到外界的影响。所以中医有"肺为娇脏"的说法。

　　所以，中医主要是用提升阳气来对抗外邪，小儿按摩就是提升阳气的，因此小儿按摩对于治疗宝宝湿疹非常有效，而且不易复发。

　　针对湿疹，这里给大家提供一个比较通用的按摩方案：

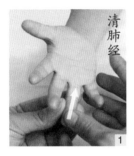 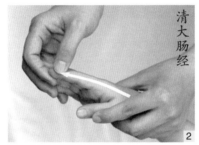 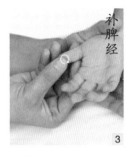

1 清肺经300次。沿无名指从指尖向指根方向直推。

2 清大肠经300次。从虎口直推向食指尖。

3 补脾经300次。顺时针方向旋推拇指指腹。

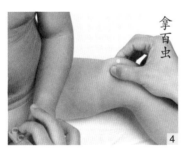 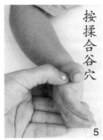 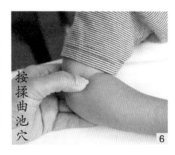

4 拿百虫穴50次。以拇指指腹与食、中指指腹相对用力拿膝上内侧肌肉丰厚处。

5 按揉合谷穴1~2分钟。用大拇指按揉拇指和食指指骨交接的虎口处。

6 按揉曲池穴1~2分钟。用大拇指按揉位于肘关节中心的曲池穴。

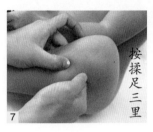

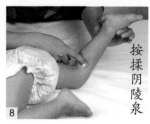

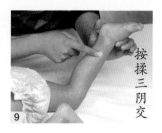

7 按揉足三里穴 1~2 分钟。用大拇指按揉足三里。

8 按揉阴陵泉穴 1~2 分钟。小腿内侧，胫骨内侧髁后下方凹陷处。

9 按揉三阴交穴 1~2 分钟。用拇指或食指指端按揉内足踝上三寸的三阴交。

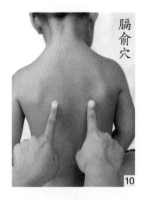

10 推揉膀胱经。宝宝俯卧，在背部膀胱经上反复推揉，时间约 5 分钟，拇指、食指、中指三指捏拿膈俞穴（两肩肩胛骨下缘连线上，胸椎第七节）处的肌肉 10~20 次。

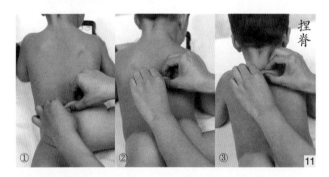

11 每天坚持给宝宝捏脊 5~10 遍，每次提捏到大椎穴要重点刺激几次。

除了按摩手法外，宝宝需要忌口，容易引发过敏的食物尽量别让孩子吃。另外，用艾草煮水，开锅之后小火煮 15~30 分钟，晾至微热后给宝宝淋浴用。对于局部湿疹部位可以用艾草水泡澡，这个效果也很好，不过不是一次见效，需要连续洗 5~7 天。

湿疹有时也会季节性地卷土重来，它归根到底与宝宝的个人体质、母乳或奶粉等喂养方式有关。如果妈妈吃了刺激性、易致过敏的食物，再用母乳喂养宝宝，宝宝就特别容易出现湿疹。如果宝宝喝了容易上火的奶粉，也特别容易患上湿疹。这些状况随着宝宝的慢慢长大，接触的食物越来越多，就会自然改善。我们如果注意宝宝的发病期并及时处理，就能从根本上改善孩子的过敏体质。

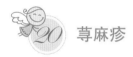 荨麻疹

荨麻疹俗称"风疹块"、"风疙瘩"、"风包"等。基本症状为全身起红色或苍白色风团，发生消退都较快，消退后无任何痕迹，起疹时伴随瘙痒。它既可能是一种独立的疾病，又可能是其他疾病的症状。根据病程，荨麻疹一般分为急性和慢性两类。急性荨麻疹起病急，剧痒，随后出现大小不等、形态各异的鲜红色风团。慢性荨麻疹风团时多时少，此起彼伏，反复发生，病程持续 4 周以上。

而风疹是一种由风疹病毒引起的，通过空气传播的急性传染病，以春季发病为主。春夏之交，风疹病毒也在蠢蠢欲动，它会伴随人的咳嗽和喷嚏而飘浮在空气中。抵抗力较弱的人吸入风疹病毒后，经过2~3周的潜伏期，便开始出现症状。先是全身不适，继而开始发热，耳后及枕部淋巴结肿大，并有淡红色细点状丘疹出现。它在短期内扩展到全身，奇痒难耐或微痒，多在2~3天内消退，不留痕迹。由于风疹的症状和体征与感冒及荨麻疹相似，因而不太能引起人们的重视。这

两种疹子临床表现比较像，很容易误判。当时雨欣起疹子时也是短期内扩展至全身，虽然没有发烧的症状，但因为有过接触史，我误认为是风疹。

后面几天我发现不对，因为风疹应该在2~3天内消退，而且不会反复发作。荨麻疹的风疹团才会反复发作，反复发作的疹子的颜色有时是苍白色的，如果抓痒之后还会变成红色，后面几天伴有明显的眼睛痒等过敏反应，雨欣就是这种典型症状。荨麻疹是典型的过敏性疾病，假如家庭成员有过敏史，那么孩子发病的概率就会非常大，而雨欣爸爸的家族中，几乎所有直系亲属都有湿疹史和荨麻疹史。综合所有的因素，我断定雨欣患的是荨麻疹。

考虑到是荨麻疹，我马上调整了按摩手法。从中医的辩证角度看，"风疹团"是有"风"在体内作祟，运用祛风的办法就能起到奇效。荨麻疹发疹时，疹子来得快，去得也快，走过不留痕迹，像风一样四处窜动，没有规律。这里的"风"不是指自然界的风，而是指人体内因阴阳不合、气血运行逆乱而引起的诸症。当宝宝的机体处于一种敏感状态下时，许多因素可以诱发"风"。

南宋医学家陈自明曾指出"治风先治血，血行风自灭"。所以我特别加上了可以祛风、活血的穴位来按摩，即：

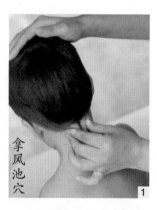
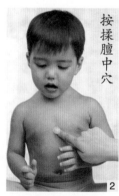
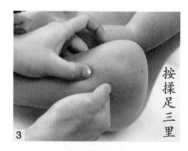

1 按揉风池穴1分钟。用大拇指指腹按揉位于头额后面大筋的两旁与耳垂平行处的风池穴。

2 按揉膻中穴2分钟。风池和膻中都是气之汇穴，按摩这两处可以调理经气，使体内乱窜的"风"条畅。

3 按揉足三里2分钟。足三里也是人体的一个大穴，按摩这里能活血治风。

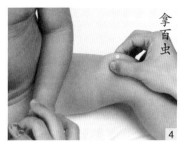

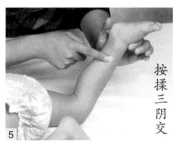

4 拿百虫穴两侧各1分钟。以拇指指腹与食、中指指腹相对用力，拿膝上内侧肌肉丰厚处。

5 按揉三阴交2分钟。用拇指或食指指端按揉内足踝上三寸的三阴交，可以活血、调血。

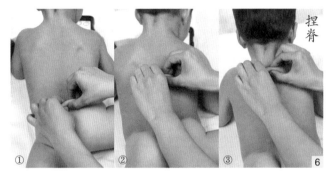

①　②　③

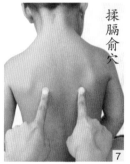

6 捏脊5遍，三捏一提5遍。

7 按揉和提拿膈俞穴1分钟。膈俞穴位于肩胛骨最下角与脊椎连线的中心，用大拇指指腹按揉。

　　预防小儿荨麻疹，要积极寻找过敏原，并远离之，要让宝宝少接触宠物。食物中的鱼虾蛋、奶制品和一些少见食品等都是常见的诱因，必要时可先停食。

　　对于急性荨麻疹，妈妈们千万不要大意。我一个好朋友的儿子麦兜就曾因为被毒蚊子咬了，从而引发了急性荨麻疹。为此他吊了一周多的盐水，吃了好几种抗过敏的药物，结果还是控制不住，只能住院治疗，几乎所有能用的药全部都用上了，但出院以后麦兜还是时常发作。

　　无论急性还是慢性荨麻疹，用上面讲述的手法给宝宝按摩都非常有效。我有好多学生用这套方法治疗宝宝的荨麻疹，效果都非常好。

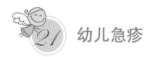 幼儿急疹

幼儿急疹又称婴儿玫瑰疹，是婴幼儿常见的急性发热出疹性疾病。这种病常见于 6~24 个月大的宝宝。其特点为婴幼儿在高热 3~5 天后，体温突然下降，同时出现玫瑰红色的斑丘疹，也就是"热退疹出"。在疹子没有出来之前，往往很难确定发烧的原因。这种病只有等到疹子出来后才能判断出病因。

在幼儿急疹发烧期间，宝宝的精神状态很好，不耽误玩耍，除非温度特别高，孩子才会有些打蔫。这种发烧一般都会持续 3 天，烧会反复。也就是说常常烧退下来后，过一会又会烧起来。只有完全退烧后，才会开始出疹子。妈妈可以通过疹子发出来的时间来辨别孩子患的是不是幼儿急疹。幼儿急疹无论是打针、吃药还是按摩退烧，都会反复，这种病毒只有烧透了才能消退。所以，如果孩子精神状态俱佳，别总是着急上药，我们可以先按摩试试看。

下面的这套退烧手法，是我女儿雨欣 4 个月发幼儿急诊的时候我配的按摩穴位。因为发烧之初，我们很难判断是否是幼儿急疹，所以，要用一些既能应付感冒又对退烧有利的手法。

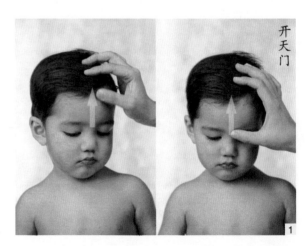

开天门

1 开天门 200 次。

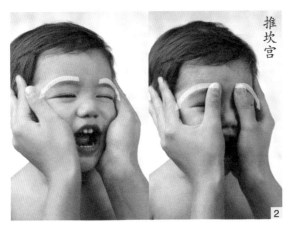

2 推坎宫 100 次。

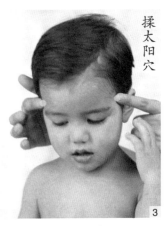

3 揉太阳穴 1 分钟。

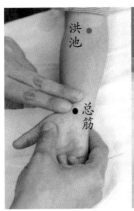

4 清天河水 300~500 次。

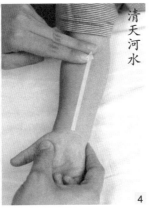

5 掐揉小天心 30~50 次。掐揉小天心可以清心、安神、利尿、透疹。

如果温度超过 39℃，也可以用蘸水捏脊的方法。这种方法在本书发烧篇里面有特别的介绍。

烧退后，大约在一两天内，宝宝会全身出疹。出疹是一种排毒现象，不需要进行任何治疗，疹子一个礼拜左右自然会消退。幼儿急疹是每个宝宝都会出现的问题，一般宝宝出疹后就会获得免疫，很少会二次复发。妈妈都需要牢记：幼儿急疹出疹子是一种正常现象，千万不要盲目用抗生素。曾经有位妈妈告诉我，她的宝宝幼儿急疹发作时去医院检查，医生检查完告诉她这是免疫力低下引起的，要吃一些提高免疫力的药，她欣然同意。等她拿到药仔细一看说明，顿时傻掉了，这个提升免疫力的药是给进行放射、化疗等癌症病人及其他重症病人用的。价钱贵不说，还有可能产生副作用。这位妈妈很理智，坚持只给宝宝多喝水，没有让他吃提升免疫力的药。一个礼拜后，宝宝的疹子就全消了。在这里提醒各位爸爸妈妈，孩子自身是有免疫力的，发烧有助于完善孩子的免疫系统。运用小儿推拿既安全又有效，大家一定要努力，让我们一起用自己的双手给孩子一个健康的身体。

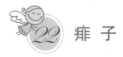 痱 子

一到夏天，就有很多妈妈问我"缘缘老师，有没有什么按摩手法能够帮助宝宝预防痱子"？确实，天气一热，很多宝宝就特别容易生痱子，这不但严重地影响到孩子的睡眠，而且反复抓挠还会导致宝宝皮肤感染。有些宝宝用些痱子粉可能会好一点儿，但不能解决根本问题，痱子反复发作。

我家雨欣偶尔也会起痱子，但很快就会消下去。雨欣小时候天气一热，我就会给她喝点金银花露，尤其在盛夏的时候，这么做可以清热去火。

不过在雨欣一岁半以后，我发现用艾草煮水给她洗澡对缓解痱子也特别有效。在水中加入一把艾草或者一段艾条，大火烧开转小火煮15~30分钟后，晾至大约宝宝洗澡水的温度，再给宝宝冲洗。有些心急的妈妈会往里面兑凉水，但这个效果就差很多。我的建议是让艾草水自然冷却，这样药效更好。连续洗3~5天，宝宝的痱子就消了。艾草水还能防蚊，减少蚊虫叮咬。有些湿疹严重的宝宝，用艾草煮过的水来洗澡，坚持一段时间也非常有效。

起痱子时我还会用一些按摩手法来干预：

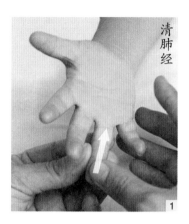

清肺经

1　清肺经 300 次。沿无名指从
　　指尖向指根方向直推。

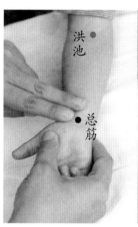

洪池

总筋

清天河水

2　清天河水 300 次。用食指和中指两个手指，沿手臂内
　　侧由手腕推向手肘。

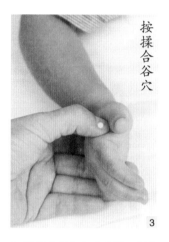

按揉合谷穴

3　按揉合谷穴 1~2 分钟。用大
　　拇指按揉位于手背大拇指和
　　食指的虎口处。

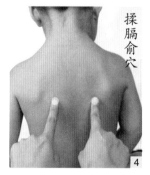

揉膈俞穴

4　按揉膈俞穴 1~2 分钟。
　　膈俞位于肩胛骨最下方
　　与脊椎连线的中心。

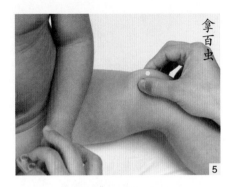

拿百虫

5 拿百虫穴 1~2 分钟。以拇指指腹与食、中指
指腹相对用力拿膝上内侧肌肉丰厚处。

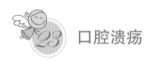

几天按摩下来，痱子肯定就没了。

这些年我都是用这些简单的方法给雨欣按摩，她
很少起痱子，即便有，也很快就能解决。

23 口腔溃疡

口腔溃疡是宝宝易患的一种口腔黏膜疾病，口腔溃疡边缘色红，中心是黄绿色的溃烂点，轻者只溃烂一两处，重者可扩展到整个口腔，甚至会引起发烧以及全身不适。由于宝宝机体尚未发育完善，自愈时间较长，极易诱发其他疾病。

由于宝宝年龄比较小，不能像大人一样表达自己的症状，这使得很多家长忽略了宝宝疾病的一些先兆。宝宝出现口腔溃疡时会有比较明显的表现，会因疼痛而烦躁不安、哭闹、拒食、流涎。在日常生活中，应该让宝宝多吃素，少吃肉，少吃高蛋白的食品。

中医的辨证分析认为，由于心开窍于舌，口舌生疮属于心火旺的范畴。受孩子"心常有余"的发育特点影响，也跟饮食结构不合理有关，比如喝水量少，宝宝贪食高热量、易上火的零食，或者偏爱肉食、不喜蔬菜等，都有可能导致此病。所以，我给的按摩方案多数是以清心火为主的手法。

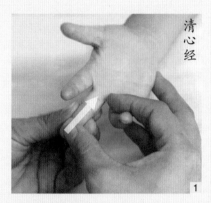

1 清心经300次。从中指指尖推向指根。

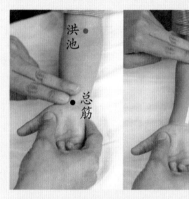

2 清天河水300次。从腕横纹中点的总筋穴推向手肘处的洪池穴。

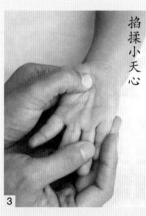

3 掐揉小天心50~100次。小天心位于大小鱼际交界处。

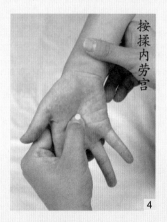

4 按揉内劳宫1~2分钟。手自然握拳，中指所碰到的位置就是内劳宫穴。

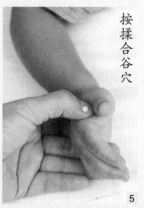

5 按揉合谷穴1~2分钟。合谷穴又叫虎口，此穴比较敏感，按揉后清心火效果明显。

如果宝宝小便黄、量少、气味大，要加上清小肠经 300~500 次，还要记得让宝宝多喝水，以帮助宝宝清热利尿。

　　这套手法可以一天使用 1~2 次，坚持 3~5 天。我指导过的学生都会给我非常正面的反馈。不过我记得有一个杭州的学生跟我讲，她的小孩刚刚入园的时候经常口腔溃疡，用这套手法 3 天肯定能见效，可就是会反复。之后我说到了忌口的问题，她才恍然大悟，原来那段时间为了增加营养，她天天给孩子吃海鱼，难怪孩子的口腔溃疡反复不愈。

　　补充一下，单纯的口腔溃疡与手足口病、疱疹性咽峡炎不一样。虽然它们都有口腔溃疡出现，但是另两种疾病都伴有发烧并更具传染性。而手足口病和疱疹性咽峡炎的最大区别是疱疹有没有发展。大家可以参考手足口病和疱疹性咽峡炎的相应章节，辨证施治。

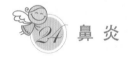

24 鼻炎

　　我接触到的很多宝宝都被鼻炎或者过敏性鼻炎而困扰，江浙地区的患有鼻炎的孩子尤其多。很多医生往往把经久不愈的鼻炎定义为过敏性鼻炎，他们会使用很多激素和抗过敏药物来控制鼻炎，尤其在感冒期间有咳喘的孩子，就会被戴上过敏性体质的"帽子"。

　　也有不少人会辨证错误，把鼻炎当感冒治。下面我们从中医的角度来认识一下鼻炎。首先，中医学认为"肺为娇脏，外合皮毛"。而宝宝的生理特点常常是脾肺气虚、腠理疏松，很容易被风寒等外邪袭击而导致发病。他们常常是运动出汗时鼻子很通畅，一静下来或吸入冷空气时鼻塞就会加重，尤其到了夜间，鼻涕较多，会有明显的鼻塞状况发生。过敏性鼻炎主要表现为鼻痒、打喷嚏，少则一次几个，多则几十个，其他症状和鼻炎很像。

而感冒会有明显的同期性，先鼻塞流涕，进而咳嗽，再慢慢痊愈。鼻炎的很多症状也很接近，大部分孩子不咳嗽，如果有咳嗽的现象，也是由鼻炎诱发的。这类咳嗽多是鼻涕倒流刺激气管所致。咳嗽声音浅，主要在嗓子附近。

厦门的双红是我2年前的学生，她的宝宝抵抗力差，经常感冒咳嗽，每次好像都控制不住，直到她改变了思路，用对了手法。几天后她就欣喜若狂地发现宝宝的打喷嚏、流鼻涕和咳嗽好了。

在我看来，无论是治疗鼻炎还是过敏性鼻炎，提高孩子的正气是根本。要尽量减少过度用药，即便是流鼻涕，也要让宝宝的病邪能借着鼻涕流出去，而不是用一些"掩耳盗铃"的方法压下去。中医所说的"正气存内，邪不可干；邪之所凑，其气必虚"，就是这个道理。

无论是慢性鼻炎还是过敏性鼻炎，按摩方法都不难，而且非常安全，绝对有益无损。

可以用以下手法给孩子按摩：

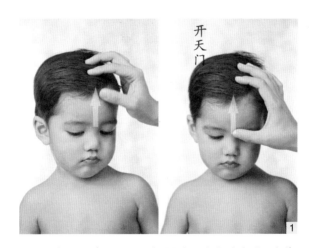

1　开天门150次。用两只手的大拇指轻轻地自眉心交替
　　直线推动至前发迹线。

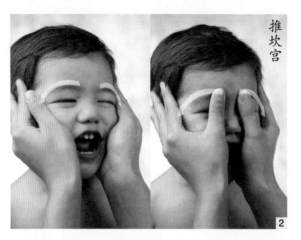

推坎宫

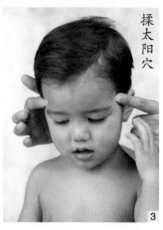

揉太阳穴

2 推坎宫150次。用两个大拇指的正面从印堂穴沿着眉毛向眉梢分推。

3 揉太阳1~2分钟。用中指端轻轻按揉太阳穴。

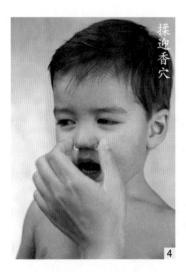

揉迎香穴

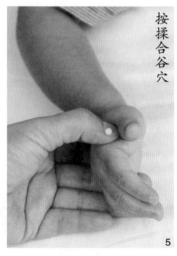

按揉合谷穴

4 按揉迎香穴1~2分钟。用中指或大拇指指端按揉位于鼻翼外缘中点的迎香穴。从上到下推鼻翼两侧50~100次，后用食指交替在鼻翼上来回擦拭50~100次。这两个手法对于清理鼻腔异物，缓解鼻腔敏感等效果特别好。

5 按揉合谷穴2~3分钟。双手两侧都可以按摩。

这个手法每天至少做1次，最好是操作2次或者以上，坚持1~2周时间。

如果孩子有严重的打喷嚏、流鼻涕的症状，还需要加上以下手法：

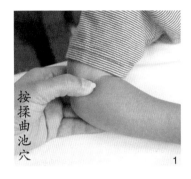

按揉曲池穴

1 按揉曲池穴 2~3 分钟。用大拇指指腹按揉肘部最中心的曲池穴。

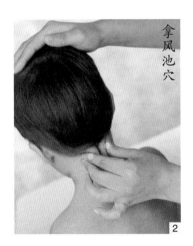

拿风池穴

2 配合拿风池穴 2~3 分钟。用大拇指指腹按揉位于头额后面大筋的两旁与耳垂平行处的风池穴。

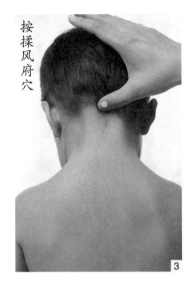

按揉风府穴

3 按揉风府穴 2 分钟。风府位于后发际正中直上 1 寸处，也就是后背正中，从头发的边缘，即开始长头发的地方向上 1 横指处。

　　按揉风池和风府穴时，宝宝多少会觉得疼痛、不舒服，此时，妈妈一定要坚持下来。正是因为经络不通，孩子才会觉得疼痛，此时，妈妈就需要下功夫帮助孩子打通经络，排除寒气。

对于过敏性鼻炎，用上面的手法进行按摩的时间、疗程要长一些，需要妈妈付出更多的耐心。这些手法只要坚持，一定会取得很好的效果。

另外，对于防治鼻炎，还有一个特别好的办法就是擦脊背"工字型"。

在孩子的脊柱督脉上面上下来回快速擦，以热透为度。

横擦宝宝的肺俞穴，以热透为度。

横擦宝宝的肾俞穴，以热透为度。

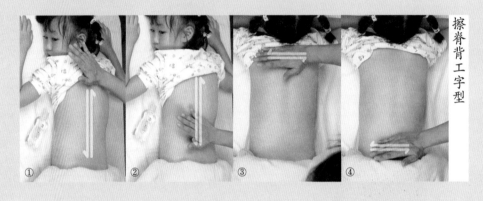

擦脊背工字型

①　②　③　④

这几个手法在预防和治疗感冒时也会用到，它们可以激发孩子体内的阳气，达到提升正气的作用。这几个穴位因为用手掌掌根部位擦，覆盖面比较广，很好操作。

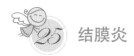 **结膜炎**

　　急性结膜炎是春夏之交的一种常见眼病。它起病急，发病者眼睛有较多的水状或黏液性分泌物，有眼睛红肿、流泪等症状。春夏之交天气变化剧烈，如果有吃了容易上火的食物，宝宝就特别容易引发急性结膜炎，有些严重的还伴有结膜下出血的症状，这就是我们常说的红眼病。

　　肝开窍于目，所以很多眼疾常常与肝相关。肝火旺时就特别容易眼屎多，有时还会情绪急躁、脾气大。针对这个问题，小儿推拿有一套治疗急性结膜炎的手法：

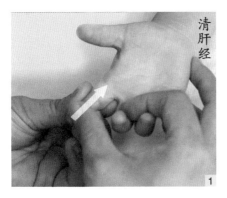

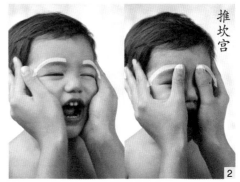

1　清肝经 300 次。从指尖向指根方向直推食指内侧，此手法能有效清肝火。

2　推坎宫 150~250 次。用大拇指分别放在眉头上，然后沿着眉毛向眉梢分推，此手法对于各类眼疾都很有效。

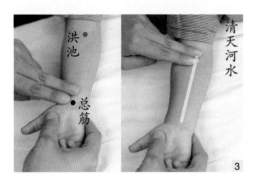

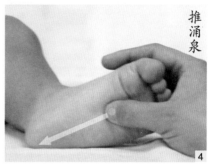

3 清天河水300次。用食指和中指两个手指，沿手臂内侧由手腕推向手肘，此手法可以清热解毒。

4 推涌泉300次。用大拇指指腹按揉脚底中心的涌泉穴，此手法可引火归元。

这套手法一天两次。同时注意让孩子饮食清淡、多喝水，不要吃易上火、易发的东西。

　　妈妈一定要有信心，要坚持下去，不要轻易放弃，更不能急于求成。

　　很多妈妈有着这样的疑问，当宝宝出现各种炎症时，不用消炎药真的能治好吗？小儿推拿能够代替消炎药吗？对此，我的回答是，炎症是西医给我们的一个数据指标，而且"炎"这个字是两个火，说白了就是孩子局部起火了，所以需要用很多清火的手法。另外，孩子容易有炎症归根结底是他的免疫力不够，无法抵抗外邪的滋扰，而小儿推拿的作用就是提高孩子的免疫力。当孩子自身的防御系统建立完备后，就不会受外邪的侵扰，自然而然地，就能对抗各种炎症了。

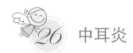

26 中耳炎

宝宝感冒后常会引起急性中耳炎，鼻炎、鼻窦炎以及腺样体肥大也是急性中耳炎的好发原因。慢性中耳炎常继发于急性中耳炎。耳痛是儿童急性化脓性中耳炎的最常见表现，常表现为耳深部痛，并逐渐加剧，如搏动性跳痛或刺痛，吞咽和咳嗽时耳痛加剧，小儿多因此烦躁不安、夜不成眠。

中耳炎发病后，大一点的孩子会喊耳朵痛，还不会说话的婴幼儿则会出现啼哭不止、抓耳摇头的症状，或不时从睡梦中惊醒，哭闹不安。

一般中耳炎急性期及时处理不会有太多后遗症。小儿推拿对于急性中耳炎的处理方法既简单又有效。

小儿推拿治疗中耳炎的手法主要是：

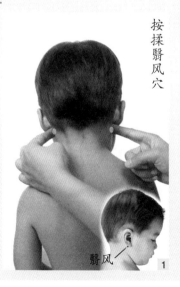

按揉翳风穴

翳风

1 按揉翳风穴 2~3 分钟。

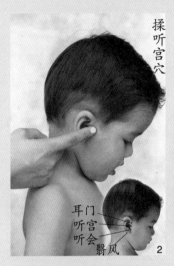

揉听宫穴

耳门
听宫
听会
翳风

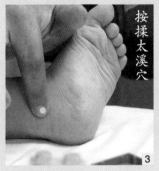

按揉太溪穴

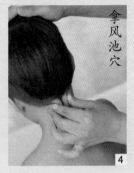

拿风池穴

2 推揉听宫穴 2~3 分钟。听宫穴和听会穴离得很近，可以用大拇指上下推揉。

3 按揉双侧太溪穴各 1 分钟。

4 拿风池穴 50 遍。

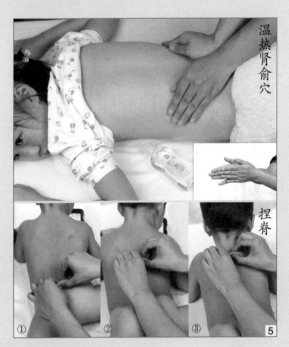

温热肾俞穴

捏脊

① ② ③ 5

5 擦脊柱及两侧膀胱经，热透为度，另外还可以重点推肾俞穴 1~3 分钟，同时捏脊以缓解宝宝疼痛。

中耳炎发作时，宝宝耳朵常常很疼。如果他不太愿意配合按摩，还有一个特别的方法是吹灸。取一张 A4 纸，折成一半大小，做成一个漏斗形状。然后让宝宝侧躺着，把漏斗尖对着宝宝的耳洞，把艾条悬空在漏洞里面点燃，往里面吹气，把热气送进去。吹灸的时候，要长吸气，缓出气，这样热量均匀。千万不能大出气，大出气很容易把艾灰吹入宝宝耳内。艾灸有烟，吹的时候注意别熏着眼睛。另外，艾灸主要是靠热量直接熏灸患处，可以直达病灶，所以效果很好。

如果对于吹灸有疑虑，怕掌握不好，可以先在成人身上试验一下。雨欣在 2 岁多刚刚入托时，就得过急性中耳炎，还伴随感冒咳嗽，我就是用上面的办法搞定的。当天晚上吹灸后，雨欣的疼痛感明显缓解，后来我又坚持为她按摩了 5 天，之后再也没有复发过。我妈妈前几年也得过一次化脓性中耳炎，我也是用吹灸的办法帮她治疗的，她坚持了一周后痊愈了。

我在杭州讲课时，有一个学生也跟我分享了她治疗孩子急性中耳炎的方法，很有意思。当时这位学生和她的好朋友一起从外地坐动车来上课，她老公和宝宝陪她一起，他们想顺便白天在杭州游玩。结果在动车上这个孩子急性中耳炎发作，痛得大哭，烦躁不安。到了杭州已经晚上 7 点了，他们还是觉得要先把行李放在酒店，然后再决定怎么办。在办理入住等候期间，她突然想起来我课上说过捏脊对改善各种急性痛症最好用。所以她让宝宝趴在楼下大堂的沙发上，她把手伸进宝宝衣服里面一口气捏了 25 遍。当下这个孩子的耳朵疼就消失了！

有时候中耳炎还会伴随发烧的症状，可以用下列手法：

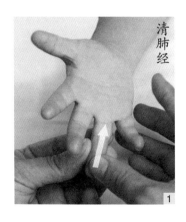

1 清肺经300 次。从指尖向指根方向
　直推食指内侧。

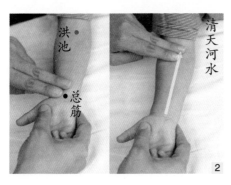

2 清天河水 300~500 次。用食指和中指两
个手指，沿手臂内侧由手腕推向手肘。

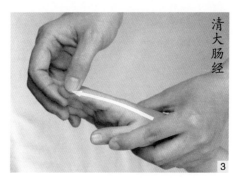

3 清大肠经 300 次。从虎口沿食指直推向
指尖。

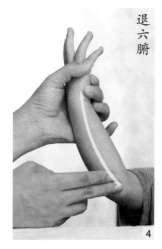

4 退六腑 300~500 次。用大拇指或
食指、中指推前臂靠小拇指那一侧
的直线，自肘推向腕。

　　如果有感冒、鼻炎、咳嗽的症状，最好结合与此相关的按摩手法，大家可以
在本书的其他章节找到答案。

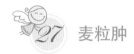 **27** 麦粒肿

　　到底是什么引起的麦粒肿？是不是身体的哪个部分出了问题？是否可以通过按摩治好麦粒肿？西医认为麦粒肿是眼睑腺体急性化脓性炎症，常因葡萄球菌感染所致。根据受累腺组织不同而分为外麦粒肿和内麦粒肿。外麦粒肿系睫毛毛囊及其所属皮脂腺发炎所致，内麦粒肿为睑板腺的急性化脓性炎症。

　　而中医学认为麦粒肿主要是由于风热外感，或热毒炽盛，或脾胃积热使热邪上熏于目导致的。得这个病的主要是孩子。肝开窍于目，我们可以用以下手法给孩子按摩：

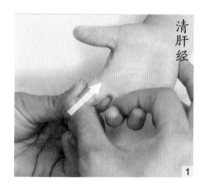
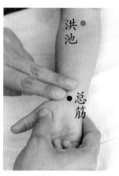
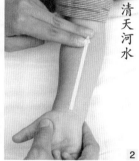

1　清肝经 300~500 次。沿食指从　　　2　清天河水 300~500 次。用食指和中指两个手指，
　　指尖向指根方向直推。　　　　　　　　沿手臂内侧由手腕推向手肘。

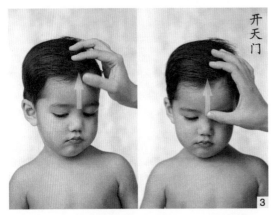

开天门

3 开天门 100~150 次。用两只手的大拇指轻轻地自眉心交替直线推动至前发迹线。

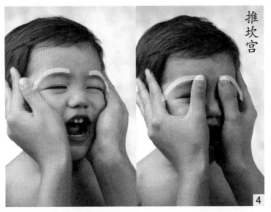

推坎宫

4 推坎宫 100~150 次。用两个大拇指的正面从印堂穴沿着眉毛向眉梢分推。

还可以每天用一些红霉素软膏按揉和悬灸患处 5~8 分钟，艾灸时宝宝要闭上眼睛。

这套手法一天最好做 1~2 次，坚持5~7 天。如果严重时，可能需要坚持的时间更久。

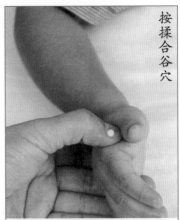

按揉合谷穴

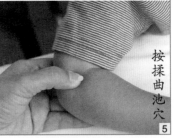

按揉曲池穴

5 按揉合谷穴和曲池穴，以对侧取穴为原则。如果麦粒肿长在左眼处，则按揉右手处的穴位，反之亦然。

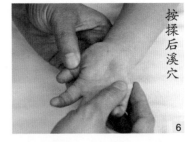

按揉后溪穴

6 按揉后溪穴 2~3 分钟。也是对侧取穴为原则，按摩患处眼睛对侧的后溪穴。此穴离掌小横纹穴很近，在手掌小手指外侧面，掌小横纹的延伸线上面。

宝宝如果有着凉的迹象，如流清涕、打喷嚏，还可以添加以下手法：

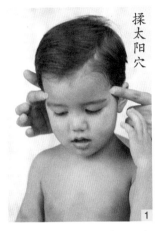

揉太阳穴

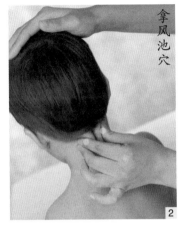

拿风池穴

1　揉太阳 100~150 次。用中指指端轻轻按揉太阳穴。

2　拿风池 2~3 分钟。用拇指和食、中指的螺纹面相对用力拿捏。

另外还有一个放血疗法，它在麦粒肿初期时特别见效。就是在耳尖放血 5~10 滴。

关于饮食，要尽量让孩子饮食清淡，不吃鱼、虾、牛肉、羊肉等易发的食物。

麦粒肿虽然不是什么大病，但也不要存侥幸心理，一定尽早处理。刚刚患病时，宝宝常常眼内红肿、疼痛，以后逐渐发展，红肿越来越重，甚至严重到连眼睛都睁不开。继续发展下去，患处会出现脓点，然后破溃流脓。其实如果最初处理得当，将麦粒肿扼杀在萌芽状态，后面就不用大费周折。我以前有个学生的宝宝患了麦粒肿，因为处理得不及时，1 个月后肿得有黄豆粒那么大，医生建议马上开刀。她反复思量后，还是选择了按摩，10 天后麦粒肿明显地缩小了一大半，她又继续坚持了 20 天左右，孩子的麦粒肿终于彻底消除了。

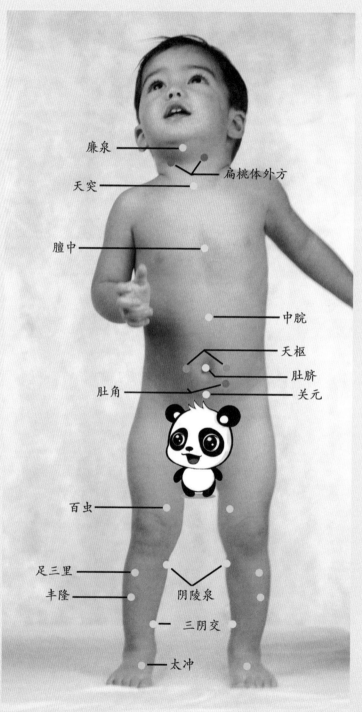

廉泉

天突

扁桃体外方

膻中

中脘

天枢

肚脐

肚角

关元

百虫

足三里

丰隆

阴陵泉

三阴交

太冲

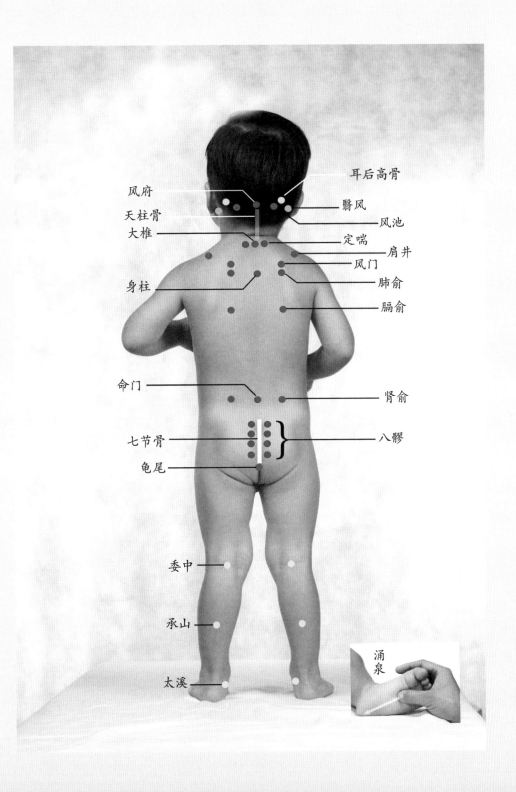

耳后高骨

风府

翳风

天柱骨

风池

大椎

定喘

肩井

风门

身柱

肺俞

膈俞

命门

肾俞

七节骨

八髎

龟尾

委中

承山

涌泉

太溪

症状	推拿手法
发烧 （84 页）	1．开天门 200 次，推坎宫 100 次，揉太阳穴 1 分钟，蘸水捏脊 20 遍。 2．清天河水 300~500 次，加打马过天河各 20~30 遍。
感冒 （88 页）	开天门 150 次，推坎宫 150 次，揉太阳 150 次，揉耳后高骨 150 次。 1．流清鼻涕：推三关 300 次，外劳宫 1~2 分钟。 2．流黄鼻涕：清肺经 300 次，清天河水 300 次，清大肠经 300 次，按揉合谷穴 1~2 分钟。
咳嗽 （92 页）	1．感冒初期咳嗽：捏脊 5~10 遍，分推肩胛骨 300 次，按揉肺俞 2~3 分钟。 2．咳嗽中期有痰：运内八卦 300 次，揉掌小横纹 2~3 分钟，按揉天突 2~3 分钟，按揉膻中 2~3 分钟，揉中脘穴 2~3 分钟，分推膻中 300 次，分推腹阴阳 300 次，按揉丰隆穴 2~3 分钟。 3．内伤久咳：补脾经、肺经、肾经各 300 次，揉膻中 1~2 分钟，捏脊 5~10 遍，按揉足三里 1 分钟。
口腔溃疡 （164 页）	清心经 300，清天河水 300 次。 掐揉小天心 50~100 次，按揉内劳宫 1~2 分钟，按揉合谷穴 1~2 分钟。 小便黄：清小肠经 300~500 次。
支气管炎 （100 页）	按揉膻中 3~5 分钟，揉中脘 3~5 分钟，分推腹阴阳 300 次，分推肩胛骨 500 次，揉肺俞 2~3 分钟，捏脊 10~20 遍，擦脊背工字型 100 次，清肺经 500 次，运内八卦 300 次，按揉掌小横纹 3~5 分钟。 伴有高烧：加退六腑 300~500 次，清天河水 300~500 次，打马过天河 20~30 遍。

症状	推拿手法
哮喘 （106 页）	补脾经 300 次，补肾经 300 次，逆运内八卦 300 次，揉掌小横纹 3~5 分钟，华佗夹脊 20 分钟。 如果喘得厉害，可从天突到膻中吮痧，同时艾灸足三里和关元穴各半小时。
腺样体肥大 （112 页）	清肺经 300 次，按揉合谷 1~2 分钟，清天河水 200 次。 按揉太溪穴 1 分钟，推涌泉穴 200~300 次，按揉二马穴 1~2 分钟，配合捏脊 5~10 遍，三捏一提 2 遍，双手搓热，然后温热肾俞。
扁桃体炎 （108 页）	1. 先退烧：退六腑 300 次，清天河水 300 次，打马过天河 30 遍，蘸水捏脊 20~30 遍。 2. 治疗扁桃体炎：掐少商 5~10 遍，清肺经 300 次，清大肠经 300 次，按揉合谷 1~3 分钟，按揉天突 3~5 分钟，揉扁桃体外方 1~2 分钟，推天柱骨 300 次，吮痧大椎、天突、扁桃体外方各 20 秒。
手足口病 （117 页）	1. 清心经 300 次，清肝经 300 次，清肺经 300 次，清小肠经 300 次，按揉合谷穴 2~3 分钟，掐揉小天心 2~3 分钟，清天河水 300 次，退六腑 300 次。 2. 伴随咳嗽：按揉天突穴、膻中穴、中脘穴和丰隆穴 4 个穴各 3~5 分钟。按揉掌小横纹 3 分钟，运内八卦 300 次。如果舌苔厚，掐两只手四缝穴 10~20 次。
疱疹性咽峡炎 （122 页）	1. 清天河水 300 次，清心经 300 次，按揉内劳宫 2 分钟。 2. 高烧时：退六腑 300~500 次，打马过天河 20~30 遍。 3. 咽喉疼痛时：吮痧大椎穴、天柱骨、扁桃体外方和天突穴各 20 秒。
腹泻 （125 页）	1. 逆时针摩腹 3~5 分钟，揉脐 300 次，推上七节骨 300 次，按揉龟尾 2 分钟，擦脊背工字型 3~5 分钟。 2. 艾灸或黄豆灸肚脐半小时。

症状	推拿手法
轮状病毒 （140 页）	1．止呕手法：推天柱骨 300 次，揉中脘 2~3 分钟，分推腹阴阳 300 次，按揉天突 1~2 分钟，按揉足三里 1~2 分钟。 2．止泻手法：揉脐 2~3 分钟，逆时针摩腹 3~5 分钟，捏脊 10~20 次，腹泻严重时，配合艾灸肚脐、关元和肾俞各半小时。
痢疾 （144 页）	1．揉中脘 2~3 分钟，分推腹阴阳 300 次，逆时针摩腹 2~3 分钟，揉天枢 2~3 分钟，工字擦背 15~20 分钟，按揉足三里 2~3 分钟。 2．艾灸肚脐、天枢、关元、肾俞和命门各半小时。
积食 （132 页）	捏脊 15~20 遍，揉板门 2~3 分钟，运内八卦 300 次，补脾经 300 次，按揉足三里 2~3 分钟，掐四缝 10~20 遍。
便秘 （128 页）	揉天枢 150 次，顺时针摩腹 5 分钟，推下七节骨 300 次，揉龟尾 300 次。 大便成"羊屎蛋"：退六腑 300，推三关 100 次。 长期便秘：按揉二人上马穴 3~5 分钟。
腹胀 （130 页）	运内八卦 300 次，推板门 200 次，按揉天枢穴 1 分钟，按揉足三里 1 分钟，捏脊 5~10 遍。
呕吐 （136 页）	1．急性呕吐：推天柱骨 300 次，按揉天突 2~3 分钟，呕吐特别严重可艾灸中脘半小时。 2．呕吐间歇期：捏脊 20 遍，按揉足三里 2~3 分钟，揉板门 300 次，逆时针运内八卦 300 次，清胃经 300 次，揉中脘 2~3 分钟，分推腹阴阳 300 次。 3．呕吐恢复期：捏脊 5~10 遍，补脾经 300 次，按揉足三里 1~3 分钟，摩腹 3~5 分钟。
肠系膜淋巴肿大 （147 页）	按揉足三里 3~5 分钟，按揉一窝风 1~2 分钟，拿承山 50 次，捏脊 5~10 遍，拿肚角 5~10 次。

症状	推拿手法
湿疹 （154 页）	清肺经 300 次，清大肠经 300 次，补脾经 300 次，拿百虫 50 次，按揉合谷 1~2 分钟，按揉曲池 1~2 分钟，按揉足三里 1~2 分钟，按揉三阴交 1~2 分钟，按揉阴陵泉 1~2 分钟，推揉膀胱经 10~20 次，拿膈俞穴 10~20 遍，捏脊 5~10 遍。
荨麻疹 （157 页）	按揉风池 1 分钟，按揉膻中 1 分钟，按揉足三里 2 分钟，拿百虫 1 分钟，按揉三阴交 2 分钟，捏脊 5 遍，拿膈俞 1 分钟。
痱子 （162 页）	清肺经 300 次，清天河水 300 次，按揉合谷 1~2 分钟，按揉百虫 1~2 分钟，按揉膈俞 1~2 分钟。
幼儿急疹 （160 页）	退烧手法：开天门 200 次，推坎宫 100 次，揉太阳穴 1 分钟，清天河水 300~500 次，掐揉小天心 30~50 遍，蘸水捏脊 20 次。
鼻炎 （166 页）	开天门150 次，推坎宫150 次，揉太阳1~2 分钟，按揉迎香穴1~2 分钟，擦鼻翼100 次。 过敏性鼻炎：加揉合谷 2~3 分钟，揉曲池 2~3 分钟，拿风池 2~3 分钟，按揉风府 2 分钟，擦脊背工字型 10 分钟。
急性结膜炎 （171 页）	清肝经 300 次，推坎宫 200 次，清天河水 300 次，推涌泉 300 次。
麦粒肿 （177 页）	开天门 150 次，推坎宫 150 次，揉太阳 1~2 分钟，拿风池 2~3 分钟，按揉合谷和曲池 1~2 分钟，清肝经 300 次，清天河水 300 次，按揉后溪穴 2~3 分钟。

症状	推拿手法
中耳炎 （173页）	艾灸配合按揉翳风 2~3 分钟，推揉听宫 2~3 分钟，按揉太溪 1 分钟，拿风池 50 次，擦脊椎 10 分钟。 发烧：清肺经 300 次，清天河水 300~500 次，清大肠经 300 次，退六腑 300~500 次。
新生儿肠绞痛 （151页）	双手搓热，轻压肚脐震颤，反复操作 5~10 次，推揉华佗夹脊穴 10~20 分钟。 改善吐奶：推天柱骨 100~200 次。